AERZTLICHER

RATHGEBER FÜR SEELEUTE.

AERZTLICHER

RATHGEBER FÜR SEELEUTE.

VON

DR. D. KULENKAMPFF,
HÜLFSLEHRER AN DER STEUERMANNSSCHULE ZU BREMEN.

LEIPZIG
VERLAG VON VEIT & COMP.
1874.

Vorwort.

Der Wunsch, dem Seemanne in möglichst gedrängter Uebersicht einen Begriff davon zu geben, wie man sich allerlei Krankheiten und Unglücksfällen gegenüber zu verhalten habe, hat vorliegende kleine Schrift in's Leben gerufen. Der Verfasser hofft, das Ziel, welches er sich dabei steckte, wenigstens annähernd erreicht zu haben, das Ziel bei grösster Kürze in der Darstellung doch verständlich geschrieben, und in dem therapeutischen Theile des Buches die richtige Mitte gehalten zu haben zwischen dem zu viel und dem zu wenig thun. Dass das nicht leicht sei, ersah er aus der diesen Gegenstand betreffenden verhältnissmässig umfangreichen Literatur, in der seines Erachtens nach Seite der therapeutischen Vielgeschäftigkeit hin, sich viele Fehler finden. Er glaubt nicht zu hart zu urtheilen, wenn er z. B. Vorschriften wie die, eine Lungenentzündung mit Brechweinstein und Aderlassen zu behandeln, absolut verwerflich findet, falls sie in einem für Laien geschriebenen Buche empfohlen werden.

Wenn auch in erster Linie das Büchlein als Leitfaden dienen soll bei dem an den meisten Navigationsschulen ertheilten medizinischen Unterrichte, so giebt der Verfasser sich dennoch der Hoffnung hin, dass es auch Solchen, die keinen derartigen Unterricht genossen haben, dienlichen Rath wird ertheilen können. Wenigstens wird es dieselben zu bewahren vermögen vor einem unnützen und schädlichen Eingreifen in den Gang des natürlichen Ablaufes der Krankheiten.

Was die aufgeführten Medicamente betrifft, so sind diejenigen beibehalten worden, welche in dem Buche von Dr. Rohlfs angegeben sind und den Bestand der Medizinkisten der Bremer Schiffe ausmachen. Hauptsächlich aus Gründen der Zweckmässigkeit, um an das Gegebene anzuknüpfen. Im Einzelnen würden freilich manche Aenderungen wünschenswerth sein.

Bremen im März 1874.

Der Verfasser.

Einleitung.

Anatomische und physiologische Vorbemerkungen.

Die Grundlage des menschlichen Körpers wird gebildet durch das Knochengerüste, welches aus 250 fester oder lockerer, mit einander verbundenen, einzelnen Knochen besteht. Dieselben sind umkleidet durch eine grosse Anzahl von Muskeln, das Ganze ist endlich überzogen von der äusseren Haut. Alle Theile des Organismus werden durchzogen von Gefässen und Nerven, welche die Ernährung, Empfindung und Bewegung vermitteln.

Die Knochen.

Die Knochen bestehen aus einer knorpeligen, weichen Substanz, welcher erst durch die Einlagerung von Kalksalzen die bekannte Härte verliehen wird. Im frühesten Kindesalter sind manche Knochentheile noch so weich, dass man sie mit dem Messer schneiden kann; erst mit beendetem Wachsthume findet man alle Knochen vollständig verhärtet. Diejenige Haut, welche als sogen. Beinhaut jeden einzelnen Knochen überzieht, enthält eine Menge feiner Blutgefässe, welche dessen Ernährung besorgen, viele derselben treten sogar durch bestimmte Löcher in das Innere des Knochens ein. Die äussere Schicht der Knochen ist von elfenbeinartiger Consistenz, weiter nach innen folgt darauf ein schwammartiges Gewebe, welches in den langen Knochen einen Kanal oder eine Höhle begrenzt, in der sich das fetthaltige Mark befindet. Die kurzen und platten Knochen enthalten keine Markhöhle, sondern nur schwammiges Gewebe im Innern.

Die platten und kurzen Knochen sind meistentheils sehr innig untereinander verbunden. Erstere, wie z. B. am Schädel, dadurch, dass sie mit ausgezackten Nähten in einander eingreifen, letztere durch zwischengefügte Scheiben einer elastischen Knorpelsubstanz. Die langen oder Röhrenknochen hängen mittelst der Gelenke aneinander, indem das abgerundete oder kugelige Ende (Gelenkkopf) des einen Knochens sich in dem concaven oder stärker ausgehöhlten Ende des andern Knochens (Gelenkpfanne) dreht. Die Gelenkkapsel, eine beutelartige Haut, erhält die zwei Enden in fester Berührung, in ihr befindet sich ausserdem eine klebrige Flüssigkeit (Gelenkschmiere), welche das Gleiten der Enden aneinander erleichtert. Die Gelenkkapseln werden an ihrer äussern Seite noch verstärkt durch sehnige, äusserst elastische Bänder, die sich von einem Knochen zum andern hinüberspannen.

Die Kopfknochen.

Der Hirnschädel besteht aus 8 überwiegend platten, tafelförmigen Knochen, die eine Dicke von $1^1/_2$ bis 2 Linien haben; der Gesichtsschädel aus 14 sehr complicirt gebauten Knochen, die stellenweise sich bis zu Papierdünne verjüngen. An den verschiedensten Stellen bemerkt man Löcher, Kanäle und Ritzen, durch welche die Gefässe und Nerven ein- und austreten. Beim Neugebornen ist, wie bis gegen Ende des ersten Jahres, die Verbindung der Schädelknochen eine sehr lockere, ja auf der Höhe des Kopfes, sowie am Hinterhaupte findet sich zwischen ihnen je eine Lücke (Fontanelle), die nur durch eine dünne Haut verschlossen ist und hier die durch die Athmung bedingten Bewegungen des Hirnes fühlbar werden lässt.

Im Ober- und Unterkiefer sitzen je 16 Zähne, 4 Schneide-, 2 Eck-, 4 Back- und 6 Mahlzähne. Dieselben brechen zuerst hervor im 6. bis 7. Lebensmonate und erreichen bis zum Ende des 3. Jahres die Zahl 20 (Milchzähne). Diese bleiben bis zum 7. Jahre, wo sie dann allmählich durch neue, die bleibenden 32 Zähne ersetzt werden. Der letzte Mahlzahn bricht häufig erst nach dem 20. Jahre durch. (Weisheitszahn.)

Die Knochen des Rumpfes.

Die Wirbelsäule als Trägerin des ganzen Körpers besteht aus 24 durch Knorpelscheiben untereinander verbundenen Wirbeln. Letztere sind kurze, cylindrisch runde Knochen, die nach hinten einen ringähnlichen Anhang haben. Durch die übereinander fallenden Ringe wird ein Kanal, der Wirbelkanal, erzeugt, zur Aufnahme des Rückenmarkes bestimmt. Auf dem oberen Ende der Wirbelsäule ruht mittelst eines Drehgelenkes der Schädel, ihr unteres Ende geht in das Kreuzbein, einen dicken dreieckigen Knochen über, an den sich als Anhang noch ein zartes bewegliches Knöchelchen, das Steissbein anschliesst. Eine Menge von ineinandergreifenden Höckern und Vorsprüngen an den Wirbeln dient zu deren besseren Verfestigung, sowie zum Ursprunge der längs des ganzen Rückens herabziehenden Muskeln. Endlich sind an den Wirbeln die 12 Rippen jeder Seite mittelst kleiner Gelenkkapseln befestigt. Die 7 oberen Rippen setzen sich mit ihren vorderen Enden, der Wirbelsäule gegenüber, an das Brustbein an. Von den übrigen 5 sind 3 durch Knorpelverlängerungen untereinander verknüpft, während die letzten beiden frei unter der Bauchwandung endigen.

Der Schultergürtel.

Besteht aus den Schlüsselbeinen und den Schulterblättern. das Schlüsselbein ist ein S förmig gebogener Knochen, der an das obere Ende des Brustbeines mittelst einer Knorpelscheibe befestigt ist, dessen äusseres Ende sich an das Schulterblatt heftet. Dieses ruht als platter dreieckiger Knochen auf der hinteren Wand des Brustkorbes. Da, wo sich Schlüsselbein und

Schulterblatt mit einander verbinden, hat letzteres eine Gelenkpfanne zur Aufnahme des Kopfes vom

Oberarmbein.

Das untere Ende des Oberarmbeines hat die Gestalt einer Rolle, um welche sich die Ellenbogenröhre dreht, nach aussen neben der Rolle ist ein abgerundetes Köpfchen zur Gelenkverbindung mit der Speiche. Zwei Höcker dienen den Muskeln des Vorderarmes zum Ursprunge, der äussere den Streckern, der innere den Beugern. Die beiden Vorderarmknochen sind durch Bänder miteinander verbunden, besonders am unteren Ende, wo der dicke Kopf der an der Daumenseite liegenden Speiche mit dem dünneren der Elle eine gemeinschaftliche Pfanne bildet, für die aus 8 kleinen Knöchelchen bestehende Handwurzel. Die Grundlage der eigentlichen Hand stellen dann die 5 Mittelhandknochen dar, die einerseits auf den Handwurzelknochen festsitzen, andererseits die Gelenkflächen für die ersten Fingerglieder liefern.

Der Beckengürtel.

Vom Kreuzbein entspringt auf jeder Seite ein grosser schaufelförmiger Knochen, der Becken- oder Hüftknochen, der sich mit dem der anderen Seite durch eine schmalere Verlängerung nach vorn, das Schambein, verbindet. Die Vereinigungsstelle beider Schambeine nennt man die Schossfuge. Eine andere bogenförmig nach abwärts ziehende Verlängerung der Beckenschaufel ist das Sitzbein, welches vorn in das Schambein übergehend mit dem Sitzbeine der anderen Seite den Schambogen begrenzt. Das unterste, knorrig verdickte Ende des Sitzbeines stellt den Sitzhöcker dar. Da, wo die Verschmälerung der Schaufel zum Scham- und Sitzbeine beginnt, findet sich an ihr eine halbkugelförmige Aushöhlung (Gelenkpfanne), bestimmt zur Aufnahme des Kopfes vom

Oberschenkelbein.

Das Knieende des Oberschenkels ist sehr breit, keulenförmig verdickt, zeigt indessen nur eine Gelenkfläche zur Verbindung mit dem Schienbeine. Das dünne, an der äusseren Seite des Unterschenkels gelegene Wadenbein, erreicht mit seinem oberen Ende den Oberschenkel nicht, sondern ist etwa 1 Zoll unterhalb des Kniees mittelst einer Kapsel an das Schienbein befestigt. Unten sind, analog den Verhältnissen des Vorderarmes, die Enden des Schien- und Wadenbeines fest zu einer Gelenkfläche verbunden, unter der das Sprungbein hin- und hergleitet. Dieses vermittelt die Verbindung mit der aus dem Fersenbein und 5 kleinen Knöchelchen bestehenden Fusswurzel. Auf die Fusswurzel folgen wieder 5 Mittelfussknochen, auf diese die Knochen der Zehen. Die Kniescheibe ist ein Knochen, welcher auf dem Kniegelenke nur locker aufliegt, dadurch aber in seiner Stellung erhalten wird, dass er in die Gelenkkapsel, sowie in die Sehne des grossen Oberschenkelmuskels eingewebt ist.

Die Muskeln.

Alle diejenigen Körperbestandtheile, welche man im gewöhnlichen Leben als Fleisch bezeichnet, sind aus Fasern und Bündeln zusammengesetzte Muskeln. Sie erzeugen Bewegung dadurch, dass sie sich auf erfolgenden Willensreiz zusammenziehen, verkürzen, und keine Bewegung im Organismus kommt ohne Muskeln zu Stande. Die meisten Muskeln ziehen von einem Knochen zu einem zweiten, an welchem sie mittelst der Sehnen, dünner strangartiger oder breiter bänderähnlicher Verlängerungen befestigt sind. Die Muskeln der Extremitäten sind überwiegend von länglicher Gestalt mit einem bauchigen Mittelstücke und sich verschmälernden Enden. An anderen Stellen, z. B. den Bauchwandungen findet man grosse Muskelplatten, die hinten in grosser Breite von der Wirbelsäule entspringen, vorne durch ein sehniges Netzgewebe ineinander übergehen. Betrachtet man einen Arm oder Bein, so kann man endlich gewisse Muskelgruppen unterscheiden, von denen jede einem bestimmten Zwecke dient, z. B. die an der Rückseite sind Strecker, die an der vorderen Beuger, innen liegen solche, welche das Niederziehen, aussen solche die das Erheben des Armes bewerkstelligen.

Alle die bisher besprochenen Muskeln nennt man willkürliche, weil wir ihre Bewegung durch den Willen sowohl hervorzurufen als zu unterbrechen im Stand sind. Ihnen gegenüber giebt es aber noch eine Menge von unwillkürlichen, welche sich ohne und oft trotz unseres Willens bewegen. Als solche sind aufzuführen: das Herz, das Zwerchfell und die in den Wänden des Magens, des Darmes, der Blase und der Blutgefässe eingebetteten Fleischfasern.

Auf welche Weise den Muskeln der Anstoss gegeben wird, sich im bestimmten Momente zusammenzuziehen und wieder zu entspannen, wird bei Betrachtung der Nerven gezeigt werden.

Die Haut.

Die Haut dient nicht nur zur Einhüllung des ganzen Körpers, sondern auch mittelst der in ihr sich verzweigenden Nerven zur Vermittelung äusserer Eindrücke.

Bei einer sehr wechselnden (von $^1/_4$—2 Linien) Gesammtdicke besteht sie überall aus zwei Schichten, der feinen Oberhaut (wie solche durch ein Blasenpflaster abgehoben werden kann) und der eigentlichen Lederhaut. Diese ist durch ein lockeres, fetthaltiges Gewebe an ihre Unterlage, die Muskeln, geheftet. Jenes lockere, das sogen. Zell-Gewebe, ermöglicht die Verschiebbarkeit der Haut sowie die Corpulenz durch Ablagerung grösserer Mengen von Fett. In der Lederhaut sind Millionen von kleinsten Poren und schlauchartigen Einstülpungen, in denen der Schweiss sowie das Fett, welches die Haut geschmeidig erhält, gebildet wird. An den Augenliedern, der Nase, den Ohren, dem Munde, After und Geschlechtstheilen geht die äussere Haut in die rothe Schleimhaut über, die sich der Hauptsache nach nur durch grössere Zartheit und einen bedeutenderen Reichthum an Blutgefässen von der Lederhaut unterscheidet. Die in ihr befindlichen Schläuche liefern den Schleim.

Die Körperhöhlen nebst den Eingeweiden.

Man unterscheidet 1. die Schädel- und Rückgratshöhle, 2. die Brusthöhle, 3. die Bauchhöhle.

1. Die Brusthöhle.

Unter Brusthöhle versteht man denjenigen Raum, welcher hinten von der Wirbelsäule, vorn vom Brustbeine, ringsum von den Rippen begrenzt wird. Nach unten wird sie von der Bauchhöhle in der Höhe der 6. Rippe vollständig abgeschlossen durch das Zwerchfell, einer Muskelplatte, welche im ganzen Umkreise an der Innenfläche der 6 unteren Rippen, sowie an der Vorderseite der Wirbelsäule befestigt ist. Im Ruhezustande ist das Zwerchfell mit nach oben gerichteter Kuppe etwas in die Brusthöhle vorgewölbt. Zieht es sich zusammen, so flacht sich seine Kuppe ab und der Brustraum wird dadurch auf Kosten der Brusthöhle vergrössert.

In der Brusthöhle finden wir nun die Lungen, das Herz und die grossen, aus letzterem entspringenden Gefässe.

Die Athmungsorgane.

Entsprechend der Stelle, welche dem Laien als Adamsapfel bekannt ist, liegt der Kehlkopf, ein aus mehreren Knorpeln zusammengesetztes Gehäuse, welches nach oben an das Zungenbein durch Muskeln befestigt ist, nach unten in einen dickwandigen, knorpeligen Schlauch übergeht, die Luftröhre. Die das Innere des Kehlkopfes auskleidende Schleimhaut erhebt sich in ihm zu zwei Falten, den Stimmbändern, welche einen von vorn nach hinten verlaufenden Spalt, die Stimmritze begrenzen. Diese Bänder dienen der Erzeugung der Stimme oder des Tones dadurch, dass sie mittelst unterliegender Muskeln in Spannung und durch die vorüberstreichende Luft in Schwingungen versetzt werden. Da wo die Luftröhre hinter dem Brustbein in die Brusthöhle übertritt spaltet sie sich in zwei Aeste, einen für die linke und einen für die rechte Lunge.

Die Lungen sind zwei oben abgestumpfte Kegel, die mit ihrer breiten Basis auf der Zwerchfellskuppel ruhen. Den Bau der Lungen kann man sich am besten vorstellen, wenn man jede Lunge mit einer an Beeren reichen Weintraube vergleicht, an der jedoch die Beeren, sowie die Stengel und die Beerenstiele hohl sind. Diese Stiele würden also den zahllosen Aesten gleichen, in welche sich der Hauptast der in die Lunge eintretenden Luftröhre auflöst, die Beeren den Millionen von Bläschen, welche dicht aneinander gefügt, die Substanz der Lunge ausmachen. In den Wandungen der Bläschen, sowie zwischen ihnen sind Netze feinster Blutgefässe ausgespannt. Die ganze Oberfläche der Lunge ist von einer festen Haut überzogen, dem Brustfelle, welches sich hinten längs der Wirbelsäule auf die Rippen umschlägt und als Rippenfell die ganze Brusthöhle austapeziert.

Der Vorgang beim Athmen ist hiernach leicht verständlich. Die Muskeln, welche die äussere Seite der Rippen bedecken sowie das Zwechfell ziehen sich nach einem bestimmten Rythmus gleichzeitig zusammen. Dadurch wird der Brustraum nach allen Seiten hin erweitert, und die Luft tritt durch Kehlkopf und Luftröhre in die Lungen ein, deren Bläschen ausdehnend. Sobald darauf die Verkürzung jener Muskeln in der Ausathmung nachlässt, springen die Rippen und das Zwerchfell in ihre frühere Lage zurück und verdrängen die Luft wiederum aus den Bläschen. Mittlerweile hat sie indessen Zeit gehabt, durch die Wandungen der Blutgefässe der Bläschen hindurch gewisse Stoffe, den sogen. Sauerstoff, an das Blut abzugeben, so wie Kohlensäure und Wasserdampf aus ihm herüber zu nehmen. Dieser Umwandlung aber bedarf das Blut fortwährend, wenn es seinen Zweck, die Ernährung und Belebung des Körpers zu besorgen, erfüllen soll. Aufgefrischt, die dunkle Farbe in eine hellrothe verändert, fliesst es durch besondere Gefässe zum Herzen wieder zurück.

Das Herz und die Organe des Kreislaufes.

Das Herz ist ein Hohlmuskel von der Grösse etwa einer Faust. Es sitzt zwischen den beiden Lungen, auf der Kuppel des Zwerchfelles aufruhend. Der grössere Theil des Herzens liegt, von der linken Lunge zur Hälfte unbedeckt, in der linken Brusthälfte der vorderen Brustwand dicht an zwischen der vierten bis sechsten Rippe, der kleinere hinter dem Brustbeine, von diesem überlagert.

Die Höhle des Herzens wird durch 2 Scheidewände in 4 Räume zerlegt, von denen man die beiden unteren grösseren als Kammern, die 2 kleineren oberen als Vorhöfe bezeichnet. Die wagerechte Scheidewand ist in der Art durch 2 Oeffnungen unterbrochen, dass der linke Vorhof mit der linken Kammer, der rechte Vorhof mit der rechten Kammer communicirt. Es existiren keine Oeffnungen, welche ein directes Ueberströmen des Blutes aus einem Vorhofe in den anderen oder aus der linken Kammer in die rechte gestatten. Die Oeffnungen zwischen Vorhof und Kammer sind aber noch mit Klappen versehen, welche auch diese Räumlichkeiten zeitweise von einander abzusperren vermögen.

Aus der rechten Kammer nun entspringt die Lungenschlagader, aus der linken Kammer die grosse Körperschlagader, in den linken Vorhof führen die Lungenblutadern zurück, in den rechten Vorhof die Körperblutadern. Alle Gefässe, welche das Blut vom Herzen wegführen nennt man Schlagadern (Arterien), die, welche es zu ihm zurückführen Blutadern (Venen).

Die Lungenarterie löst sich unter steter Verästelung in den beiden Lungen auf, die Körperarterie in allen übrigen Organen des Körpers (Knochen, Muskeln, Haut und Eingeweiden). Die feinsten Aeste aller so entstandenen Arterien nennt man Haargefässe (Capillaren), und ist zu bemerken, dass dieselben nachdem sie ihre grösste Feinheit erreicht haben auch sofort wieder anfangen sich zu verdicken und zu wenigen gröberen Aesten zusammen zu fliessen. Auf diese Weise entstehen also die Blutadern (Venen) 4 Lungenvenen, die das Blut in den linken Vorhof leiten und 2 Körpervenen, die in den rechten Vorhof münden. —

Der Kreislauf des Blutes gestaltet sich demnach folgendermassen.

Man beginne mit der Betrachtung in dem Momente, wo sich die linke Kammer zusammenzieht und das Blut in die grosse Arterie presst. Durch die Verzweigungen derselben wird das hellrothe Blut in alle Organe des Körpers mit Ausnahme der Lungen geführt, bis es überall in die feinsten Aeste, die Haargefässe, gelangt. Innerhalb dieser büsst es seine helle Farbe ein, wird dunkelblauroth und erscheint als solches endlich in den sich wieder zu gröberen Stämmen vereinigenden Venen. Diese leiten es zum Herzen zurück, und zwar in den rechten Vorhof. Zwei grosse Venen münden in diesen, eine von der oberen, die andere von der unteren Körperhälfte her.

Damit hat das Blut den sogenannten grossen Kreislauf vollendet und tritt nun in den kleinen über zu dem Zwecke der Auffrischung durch die Lungen. Der rechte Vorhof treibt es in die rechte Kammer, die Zusammenziehung der letzteren in die Lungenarterie und damit in beide Lungen. Die sich während dieser Zusammenziehung schliessenden Klappen der Kammern verhindern den Rückfluss in den Vorhof. Aus den

Lungen tritt es dann mittelst der Lungenvenen und durch den linken Vorhof in die linke Kammer zurück, und sind wir damit an das Ende des kleinen Kreislaufes und den Anfangspunkt, von dem wir ausgingen, wieder angelangt. —

Die Zusammenziehung der beiden Kammern erfolgt gleichzeitig, ebenso die der Vorhöfe. Durch die der Kammern wird die Herzspitze gegen die Brustwand geworfen und dadurch der oberhalb der 6. Rippe sicht- und fühlbare Herzschlag bedingt. Die Blutwelle, welche aus der linken Kammer in die Arterien geschleudert wird, dehnt deren elastische Wände aus und erzeugt dadurch den Pulsschlag, der ganz erst in den feinsten Arterien und Haargefässen verschwindet. In den Venen fliesst das Blut in gleichmässiger und langsamerer Bewegung zum Herzen zurück. Wie bekannt zieht sich beim Erwachsenen das Herz durchschnittlich 70—75mal in der Minute zusammen.

Aus dieser Darstellung wird ersichtlich sein, dass der Zweck des ganzen Kreislaufes darin besteht, einerseits allen Körpertheilen Blut zuzuführen, welches dieselben ernährt und nicht mehr brauchbare Stoffe aus ihnen fortnimmt, andererseits das seines Ernährungsmaterials beraubte und mit Auswurfstoffen überladene Blut in den Lungen wieder aufzufrischen. Innerhalb des Blutes verbrennen eine Menge von Stoffen durch den Sauerstoff der eingeathmeten Luft zu Kohlensäure und Wasser, welches Beides durch die Ausathmung fortgeschafft wird. Gewisse andere dabei entstehende Zersetzungsprodukte werden aus dem Blute innerhalb der Nieren, der Leber und der Haut, während es durch deren Capillaren kreist, ausgeschieden. —

Die Gefässe.

Die grosse Körperschlagader (Aorta) begiebt sich von der linken Kammer aus in einem Bogen nach hinten zur Wirbelsäule und läuft auf derselben herab, durch eine Oeffnung im Zwerchfelle hindurchtretend, bis zum Kreuzbein. Ihre Hauptäste auf diesem Wege sind folgende:

Zwei, zu jeder Seite des Halses aufsteigende, welche Hirn und Kopf versorgen. Zwei für die Arme. Diese treten jederseits unter dem Schlüsselbeine durch in die Achsel und verlaufen längs der Innenseite des Oberarmes. In der Ellenbeuge theilt sich das Gefäss in 2 Aeste, einen für die Daumen-, den anderen für die Kleinfinger-Seite des Vorderarmes. An ersterem pflegt man den Puls zu fühlen. Beide bilden in der Handfläche bogenähnliche Verschlingungen, aus denen die kleinen Zweige für die Finger hervorgehen.

Unterhalb des Zwerchfelles entspringen die Aeste für Magen, Leber, Milz kurz alle Eingeweide. Am oberen Ende des Kreuzbeines zerfällt der dicke Stamm in seine 2 Endäste, je einen für jedes Bein. Die so entstehende Schenkelarterie tritt gerade auf der Mitte des Oberschenkels in ihn ein, schlingt sich — dessen Muskeln mit kleinen Zweigen versorgend — um die innere Seite herum in die Kniekehle und spaltet sich daselbst in ihre Endäste, die vordere und die hintere Schienbeinarterie. Letztere kann man dicht hinter dem inneren Fussknöchel pulsiren fühlen.

Die Venen kehren in ganz ähnlichen Bahnen zum Herzen zurück. Da aber in ihnen das Blut langsamer strömt, so müssen sie in grösserer Anzahl vorhanden sein, und findet man demgemäss die meisten Arterien von 2 Venen begleitet. Ausserdem bilden sie dicht unter der Haut ein reichliches Netz, welches man bei vielen Menschen in Form dicker blauer Stränge z. B. auf dem Handrücken durchschimmern sieht. —

Das Blut.

Das Blut ist eine Flüssigkeit, welche als aus 2 ganz verschiedenen Bestandtheilen zusammengesetzt gedacht werden muss: einer farblosen Flüssigkeit (Serum) und kleinen scheibenförmigen Körperchen, den rothen Blutkörpern, an denen die rothe Farbe haftet. Von der Menge der letzteren kann man sich annährend einen Begriff machen, wenn man hört, dass in einem Kubikmillimeter Blut etwa 5 Millionen derselben enthalten sind, dass ferner das Quantum des Gesammtblutes circa $^{1}/_{13}$ des Körpergewichtes ausmacht. Zwischen den rothen Körpern sieht man noch ähnlich gestaltete aber farblose Zellen in geringerer Anzahl umherschwimmen. —

Die rothen Blutkörperchen sind einer der wichtigsten Bestandtheile des Blutes, weil an ihnen der aus der Athemluft aufgenommene Sauerstoff haftet, desshalb auch wenn sie — etwa durch Gifte — zerstört werden, das Leben nothwendig erlischt.

Das Blutserum dient mehr der Ernährung der Gewebe, es vermag durch die Haargefässwände hindurch in Wechselwirkung zu treten mit den Säften der Organe. Es giebt ihnen von seinem Eiweiss, seinen Fetten und Salzen so viel sie im betreffenden Augenblicke bedürfen, indem es zugleich die unbrauchbar gewordenen Stoffe ihnen abnimmt, um sich derselben in den Lungen, Nieren, der Leber und Haut wieder zu entledigen. —

Bekannt ist, dass das aus dem Körper entfernte Blut gerinnt. Dies wird durch die Anwesenheit gewisser Eiweissstoffe bedingt, welche nur in Berührung mit lebenden Geweben sich ihre Löslichkeit zu bewahren vermögen. Nach vollständiger Gerinnung finden sich die niedergesunkenen rothen Blutkörper in dem Blutkuchen am Boden des Gefässes eingeschlossen. Darüber sieht man eine Schicht farblosen Serums.

Man hat oft genug den thierischen Leib mit einer Dampfmaschine verglichen, in der behufs Erzeugung von Wärme und Kraft Heizmaterial verbrannt werde. Und dieser Vergleich ist nicht unrichtig, wenn man folgendes bedenkt:

Die vom Magen und Darm aus in den Blutkreislauf gelangenden Nährstoffe kommen mit dem aus den Lungen in's Blut tretenden Sauerstoffe in innige Berührung und werden dadurch zu Körpern umgewandelt, welche die einzelnen Organe zum Leben nöthig haben. Ein derartiges Sichverbinden des Sauerstoffes mit organischen Körpern nennt man aber Verbrennung, weil Wärme dabei frei wird. Im Blute ist also die Wärmequelle des Körpers zu suchen.

Ganz ähnlichen Umwandlungen unterliegen indess auch die Organe selber, ihre Substanz wird indem sie Leistungen vollführen verbrannt (indem z. B. das Gehirn denkt, der Muskel sich verkürzt). Auch hier hat neben der Kraftleistung eine Wärmebildung statt, und unter fortlaufenden Umwandlungen resultiren zuletzt einfach zusammengesetzte chemische Körper, die den Organismus wieder verlassen müssen, das Wasser und die Kohlensäure mittelst der Lungen, andere minder bekannte in dem Urin, der Galle und den Hautausdünstungen. —

So finden wir die Schlacken- und Dampfbildung sowohl, wie die Wärmeerzeugung und Kraftleistung der Maschine, in analoger Weise im menschlichen Körper wieder.

Was nun endlich das Heizmaterial, die Nahrungsmittel, anbelangt, so kann man dieselben in 2 grosse Gruppen scheiden. Solche 1) welche zum Aufbaue des Körpers, zur Erhaltung der Substanz der Organe dienen, weil sie Stoffe enthalten, aus denen die Organe vorzugsweise bestehen. Es sind dies die:

Eiweissstoffe (der Thiere und Pflanzen),
Fette (zum Theil),
Einige Minieralbestandtheile,
Das Wasser,

und in 2) solche, welche directer — etwa schon innerhalb des Blutes — einer ausgiebigen Verbrennung anheimfallend den Hauptquell der thierischen Wärme bilden. Es sind dies die sogenannten Kohlenhydrate:

Fette (zum Theil),
Zucker,
Stärkemehl,
Pflanzenschleim,
Alkohol.

2. Die Bauchhöhle.

Die Bauchhöhle wird nach oben vom Zwerchfelle, nach unten vom Beckenboden, dem Stücke zwischen Schamtheilen und After abgegrenzt. Sie ist analog dem Brustraume von einer besonderen Haut, dem Bauchfell, ausgekleidet.

Die grossen Drüsen.

Rechts, dicht unter dem Zwerchfell liegt die Leber. Sie nimmt die ganze obere rechte Bauchhälfte ein, erstreckt sich sogar noch in die linke hinüber, einen Theil des Magens bedeckend. Ausser von den Blutgefässen ist die Leber noch von einer Masse anderer Kanäle durchzogen, den Gallengängen, die endlich zu einem einzigen an der unteren Fläche des Organes sich sammeln. Dort tritt der Hauptgallengang hervor, zeigt einen 2—3 Zoll langen beutelförmigen Anhang, die Gallenblase, und mündet nach kurzem Verlaufe in den Dünndarm. In der Leber wird die Galle bereitet, die sich dann in der Gallenblase ansammelt und zu gewissen Zeiten während der Verdauung in den Darm hinübertritt. Ausserdem werden in der Leber dem sie durchströmenden Blute neue Stoffe zugeführt. —

Linkerseits, etwas nach hinten und vom Magen verdeckt, findet sich die Milz, ein Organ etwa von der Grösse einer halben Faust. Sie besteht fast ganz aus einem dichten Gewebe von Blutgefässen und scheint ihre Hauptaufgabe zu sein, dem Blute die für seine Brauchbarkeit nöthige Anzahl rother Blutkörperchen zuzuführen.

Zu beiden Seiten der Wirbelsäule, der Höhe der unteren Lebergrenze entsprechend und auf der hinteren Bauchwand aufliegend, findet man die Nieren, Organe, die etwa 8—12 Loth schwer sind und die Gestalt einer Bohne haben. Sie bestehen aus Millionen feinster Schläuche, in die aus den zwischen hinein gewebten Haargefässen gewisse Stoffe, die Harnbestandtheile, und Wasser austreten. Der so entstandene Urin sammelt sich in dem Nierenbecken, einer Ausweitung an der inneren Seite jeder Niere, um von da durch einen zum Becken jederseits hinabsteigenden Kanal, den Harnleiter, in die Blase abzufliessen.

Die Bauchspeicheldrüse, ein 4—6 Zoll langes wurstförmiges Organ, liegt dicht unter und etwas hinter dem Magen. Ihr Ausführungsgang mündet neben dem Gallengange in den Darmkanal. Sie liefert einen dem Speichel ähnlichen Saft, welcher für die Verdauung erforderlich ist.

Die Verdauungsorgane.

Dir Mundhöhle wird in ihrem hinteren Abschnitte theilweise abgesperrt durch eine Art von Gardine, welche von den Seiten und von oben herabhängt (Gaumensegel) die Mitte des Segels ragt als dickes „Zäpfchen" noch tiefer herab, in seinen Seitennischen sind die etwa bohnengrossen Mandeln verborgen. In die Mundhöhle wird beim Kauen der Saft von 6 Drüsen ergossen, deren Lage aus ihrer Bezeichnung verständlich ist. 2 Ohr-, 2 Unterkiefer- und 2 Unterzungen-Speicheldrüsen.

Verschafft man sich nun einen Einblick in die Gegend hinter dem Gaumensegel, so sieht man daselbst dicht hinter und unter der Zungenwurzel den Eingang zum Kehlkopfe. Er wird überragt durch den Kehldeckel, einen hohen Wulst, der während des Schlingactes jenen Eingang absperrt. Zwischen Kehlkopf und Wirbelsäule ist der Zugang zur Speiseröhre. Dieser dünnwandige, äusserst dehnbare Schlauch, der hinter der Luftröhre nach abwärts steigt, betritt durch eine Oeffnung am Zwerchfelle die Bauchhöhle, um sich in den Magen einzusenken. Der ganze Raum, welcher hinter dem Gaumensegel liegt, wird Rachen oder Schlund genannt; in seine vordere Wand münden die beiden Nasenhöhlen, in die hintere die Ohrtrompeten.

Der zwischen Leber und Milz eingeschaltete Magen geht an seinem rechten Ende in den Zwölffingerdarm über, dieser wiederum in den 20—25 Fuss langen Dünndarm, der in mannigfaltigen Windungen die ganze Unterleibshöhle ausfüllt. Mittelst einer Klappe öffnet er sich in den Dickdarm, der in Hufeisenform von rechts unten zur Leber aufsteigt, von da quer zur Milz hinüberzieht und sich in der linken Seite wieder nach abwärts wendet um, vom Kreuzbeine an als Mastdarm bezeichnet, endlich am After nach aussen zu münden. Von dem quer verlaufenden Stücke hängt eine Bauchfellfalte, das Netz, nach Art einer Schürze herab, die dünnen Gedärme überlagernd.

Dieser ganze Verdauungsschlauch nun besteht der Dicke nach aus 3 Häuten, einer äusseren glatten, einer inneren Schleimhaut (die Fortsetzung der rothen des Mundes) und einer mittleren aus Muskelfasern bestehenden. Letztere bewirkt die bei der Verdauung auftretenden Bewegungen des Magens und der Därme. In der Schleimhaut befinden sich zahllose Grübchen, aus denen der Magen- respective Darm-Saft hervorquillt, zwischen den Grübchen erblickt man kleinste, mit blossem Auge kaum erkennbare Zotten, die der ganzen Oberfläche ein sammetartiges Aussehen verleihen. In diesen Zotten steckt der Anfang des

Saftgefässsystemes.

In den Zotten entspringend treten Millionen von kleinen Röhrchen, die Saugadern, aus der äussern Haut des Magens und Darmes hervor und laufen dann zu dickeren Aesten zusammen, ein dichtes auf der Wirbelsäule aufliegendes Geflecht bildend. Endlich zu einem dicken Stamme, dem Milchbrustgange, vereinigt, gelangt derselbe durch das Zwerchfell in den Brustraum und mündet in eine der linken grossen Venen nahe dem Herzen. Sein Inhalt ergiesst sich also mit dem Venenblute in den rechten Vorhof. Eine Menge von anderen aus den verschiedensten Körperstellen zusammenlaufenden Saftgefässen, vereinigt sich theils mit dem Milchbrustgange, theils zu einem zweiten Stamme, der in eine rechts gelegene Vene mündet.

Der Verdauungsprocess.

Schon innerhalb der Mundhöhle werden die Speisen durch den Speichel in gewisser Weise verändert, und ist die Beimengung desselben nothwendig, wenn ihre Verwandlung im Magen weiterhin richtig von Statten gehen soll. Mittelst der Zunge in den Schlund geschoben, wird der Bissen dann durch die Zusammenziehung der Speiseröhrenwände in den Magen hinabbefördert, um dort unter Bewegungen desselben innig mit dem Magensafte durchtränkt zu werden. Während dies bewerkstelligt wird, öffnet sich von Zeit zu Zeit der Ausgang zum Darme hin, der sogen. Pförtner lässt den Speisebrei in den Zwölffingerdarm austreten. Hier gelangt er unter die Einwirkung der Galle, des Bauchspeichels und fernerhin des Darmsaftes auf dem ganzen Wege bis zum Mastdarm hin.

Der Zweck dieser ganzen Einrichtung ist nun folgender: unter der Einwirkung aller genannten Säfte werden die nahrhaften Bestandtheile der Speisen ausgezogen und so umgewandelt, dass endlich eine der Milch an Farbe und Consistenz nicht unähnliche Flüssigkeit entsteht. Diese tritt in die kleinen Zotten, damit auch in die Saugadern und schliesslich in das Blut über. Der unbrauchbare Rest des Speisebreies wird als Koth in den Dickdarm übergeführt, und rührt dessen Farbe und Geruch zum Theil von den Resten der umgestalteten Galle her.

Es ist hiernach leicht verständlich, dass bei schlechter Beschaffenheit oder Mangel eines jener Säfte, in Folge von Krankheiten, Störungen der Verdauung eintreten.

Harn- und Geschlechtsorgane.

Die beiden Harnleiter münden in die hintere Wand der Blase, welche man hinter der Schoossfuge im kleinen Becken gelagert findet. Nach vorn geht die Blase in einen Kanal über, der unter dem Schaambogen durchtritt und als Harnröhre das männliche Glied durchbohrt. Ist die Blase bis zu einem gewissen Maximum mit Urin angefüllt, so wird dies als Reiz empfunden, der Klappenverschluss im Anfangstheile der Harnröhre geöffnet und der Urin ausgetrieben, indem sich die muskelhaltigen Wände der Blase zusammenziehen.

Von den beiden im Hodensacke gelegenen Hoden, Organen die der Bereitung des Samens dienen, steigt jederseits ein dünner Schlauch in die Bauchhöhle hinauf, der sich hinter die Blase begiebt. An derselben anliegend erweitert er sich zu einer Art von Tasche, dem Samenbläschen, und der Ausführungsgang der letzteren mündet in die Harnröhre da, wo sie unter dem Schaambogen durchtritt. Während der geschlechtlichen Erregung kommt die Austreibung des Samens dadurch zu Stande, dass einige um die Samenbläschen gelegene Muskeln dieselben zusammenschnüren und deren Inhalt in die Harnröhre hineinpressen.

Beim Weibe ist zwischen Harnblase und Mastdarm die Gebärmutter eingeschaltet, ein Hohlmuskel von $2^1/_2$ Zoll Länge und $1^1/_2$ Zoll Breite. Ihr unteres Ende öffnet sich zwischen 2 lippenförmigen Wülsten (Muttermundslippen) in den Schlauch der Scheide, deren Oeffnung man dicht hinter der engen Harnröhrenmündung in der Schaamspalte findet. Sie ist bei Jungfrauen zur Hälfte verschlossen durch das Jungfernhäutchen. Die ganze Gebärmutter hängt in einer quer durch das Becken gespannten Falte des Bauchfelles, in welcher ausserdem zu beiden Seiten je ein Eierstock, platte etwa thalergrosse Drüsen eingebettet sind. Dicht oberhalb jedes Eierstockes findet man die Oeffnungen der Eileiter, zweier enger Schläuche, die in die rechte und linke obere Ecke der Gebärmutter eingesenkt sind.

Man nimmt nun an, dass von den Tausenden der in den Eierstöcken vorgebildeten Eichen sich etwa alle 4 Wochen d. h. zur Zeit des monatlichen Blutflusses ein gereiftes löst, aus dem Eierstocke austritt und durch die Eileiter in die Gebärmutter gelangt, woselbst es für gewöhnlich zu Grunde geht. Tritt indessen eine Befruchtung ein d. h. kommt das Ei innerhalb der Gebärmutter mit männlichem Samen in Berührung, so bettet es sich in die dicke wulstige Schleimhaut ein, vergrössert sich, und schon nach wenigen Tagen lässt sich in ihm die erste Anlage eines neu entstehenden Organismus nachweisen.

3. Schädelhöhle und Rückgratskanal.

Die Schädelhöhle ist, analog den bisher besprochenen Körperhöhlen, mit einer Haut, der sogen. harten Hirnhaut austapeziert, die dem Knochen fest anhaftet. Eine zarte, die sogen. weiche Haut umschliesst das darin liegende Gehirn, ein weiches aus Fett und Eiweissstoffen bestehendes, etwa 3 Pfd. schweres Organ. Es zerfällt in 2 ganz übereinstimmend gebildete Halbkugeln und bedeckt mit seiner hinteren Hälfte das im Hinterhaupt gelegene, ebenfalls aus 2 symmetrischen Hälften bestehende kleine Hirn. Mit demselben steht es durch die Hirnschenkel und die Brücke in innigstem Zusammenhange, durch die Brücke aber fernerhin auch mit dem Rückenmarke. Dieses, ein etwa fingerdicker Strang hängt in dem von den Wirbelbögen gebildeten Kanale.

Aus dem Gehirne treten hervor die Sinnesnerven d. h. solche Nerven, welche alle unsere Sinnesorgane treffenden Eindrücke dem Hirne zu leiten nach Art von Telegraphendrähten. Wie aber erst der Telegraphist die durch den Draht ihm übermittelten an sich ausdruckslosen Zeichen zu deuten und verwerthen vermag, so finden jene dem Hirn zugeleiteten Eindrücke erst innerhalb desselben ihre Umwandlung zur Empfindung, die materiellen Schwingungen der Nervenfaser werden erst dort zu geistiger Bewegung umgesetzt.

Aus dem Hirne stammen nun 1) der Geruchsnerv, 2) der Sehnerv, 3) der Hörnerv, 4) der Geschmacksnerv. Ausserdem aber liefert das Gehirn noch 3 Nerven, die der Bewegung des Auges dienen, 1 für die Zunge, 1 für die Gesichtsmuskeln, 1 für die Gesichtshaut, 2 für Herz und Magen, in Summa 12. Der ganze übrige Körper wird durch Nerven versorgt, die vom Rückenmarke ausgehen. Sie treten 62 an der Zahl aus kleinen Löchern zwischen den Wirbeln hervor, die unteren aus Oeffnungen im Kreuz- und Steissbeine. Man kann 31 Paare unterscheiden, indem stets je ein Nerv nach rechts, je einer nach links von der Wirbelsäule sich zeigt. Jeder dieser Nerven zerfällt bald nach seinem Austritte in 2 Aeste, welche ganz verschiedenen Zwecken dienen und alle Organe, die etwa in der Höhe ihres Abganges oder unterhalb desselben liegen unter weiteren Verästelungen durchziehen. Eben gemäss dem Zwecke, welchem sie dienen, muss man nämlich 2 grosse Gruppen der Nerven unterscheiden, solche die Bewegung und solche, die Empfindung vermitteln. Erstere nennt man motorische, letztere sensible. Die motorischen Nerven leiten den Willensreiz vom Gehirn aus durch das Rückenmark den Muskeln zu. Die sensiblen führen umgekehrt Reize, welche die Haut oder andere Organe treffen durch das R. M. zum Gehirne hin und veranlassen dasselbe zu empfinden. Ohne Gehirn kommt keine Bewegung oder Empfindung zu Stande, durchschneidet man einen Nerven vor seinem Eintritte in's Rückenmark, so zeigt sich an all den Organen, die er versorgt, vollständige Lähmung falls es ein motorischer, absolute Empfindungslosigkeit wenn es ein sensibler war. Wenn ich den Schmerz, welcher z. B. durch das Kneipen eines Fingers entsteht, im Finger selbst fühle, so ist das eine Täuschung. Der Schmerz wird eigentlich im Gehirn empfunden und die Seele begeht in Wahrheit einen Irrthum, wenn sie ihn in den afficirten Theil verlegt.

Was nun die anatomische Beschaffenheit der Nerven anbelangt, so erscheinen dieselben als glänzendweisse Stränge, die sich — im grossen Ganzen dem Verlaufe der Gefässe folgend, — überall hin verbreiten. Ihre Dicke variirt von der Feinheit nur mit bewaffnetem Auge sichtbarer Fädchen bis zu dem Kaliber eines mässig starken kleinen Fingers. Alle Nervenstränge aber lassen sich durch das Vergrösserungsglas in Tausende unendlich feiner Röhrchen zerlegen, von denen jede ungetheilt vom Rückenmarke aus bis zu ihrem äussersten Ende z. B. in der Haut der grossen Zehe hin verläuft.

Die Enden dieser Röhren sind mit sehr complicirt gebauten kleinsten Gebilden versehen, anderen in der Haut als in den Muskeln, anderen im Auge als im Ohre. Abgesehen von diesen Verschiedenheiten lässt sich an ihnen kein weiterer Unterschied des anatomischen Baues entdecken, ein Sinnesnerv sieht unter dem Mikroskope genau aus wie ein motorischer, ein solcher wiederum ebenso wie ein sensibler. Ihren Ursprung nehmen sie innerhalb des Hirnes und Rückenmarkes aus besonders geformten Zellen, den sogen. Ganglienkugeln. —

Die im höchsten Sinne geistige Thätigkeit, das Denken und Wollen, scheint sich abzuspielen in der grauen Rindenschichte, welche die ganze Oberfläche des Hirnes überzieht. Wenigstens sieht man, dass nach krankhaften Veränderungen dieser Schicht, und seien sie noch so gering, Störungen der Intelligenz erfolgen. Dass alle Geistesstörungen auf Erkrankungen, materiellen Veränderungen des Gehirnes, beruhen, ist eine heutigen Tages unbestrittene Anschauung, eine zwingende Forderung unserer gesammten Kenntnisse.

Die Lehre von den Krankheiten.

Fieber.

Fieber ist keine selbständige Krankheit, sondern stets nur die Folge irgend einer Störung im Organismus, wie z. B. der krankhaften Veränderung eines Organes (Lungenentzündung) oder des Eindringens schädlicher Stoffe, Gifte in den Körper (Pocken, Typhus und ähnliche Krankheiten). Das niemals fehlende Kennzeichen des Fiebers ist eine über 38° C. gesteigerte Körperwärme, mit einem in der Regel mehr als 80 Schläge zählenden Pulse. (Im gesunden Zustande macht der Puls des Erwachsenen 70 bis 75 Schläge in der Minute.) Fehlt die Erhöhung der Temperatur, so bedeutet ein zu schneller Puls noch nicht Fieber. Je bedeutender die mit der auf Brust oder Unterleib aufgelegten Hand fühlbare Wärme ist, desto höher ist das Fieber und desto schwerer die Erkrankung.

Sehr häufig wird das Fieber eingeleitet, und auch im späteren Verlaufe begleitet, von einem starken Frostanfall oder öfterem besonders des Abends sich wiederholendem Frösteln. Schon bei mässig starkem Fieber findet man fast stets: Hitzegefühl, allgemeine Abgeschlagenheit, vermehrten Durst, schlechten

Appetit, angehaltenen Stuhlgang; bei höheren Graden: dick belegte oder trockene Zunge, Uebelkeiten bis zum Erbrechen, Unruhe und Phantasiren, starke Kopfschmerzen bis zu Betäubung und Delirien. In der Regel ist beim Fieber die Haut anhaltend trocken, der Urin spärlicher und dunkler als beim Gesunden. Ausbrechender Schweiss und die Entleerung trüben, dicken Urines bezeichnen einen Nachlass des fieberhaften Zustandes.

Erkenntniss: Kann man sich nicht mit Sicherheit von der Erhöhung der Temperatur überzeugen, so forsche man besonders, ob Frösteln oder Frost da war, ob der Schlaf unruhig, ob auffallendes Krankheitsgefühl vorhanden, der Durst vermehrt ist, Eingenommenheit oder Schmerzen im Kopfe empfunden werden. Findet man dabei den Puls auf über 80 Schläge vermehrt und die Athmung etwas beschleunigt, so fiebert der Kranke. Bei Kindern häufiger als bei Erwachsenen deutet schon das Aussehen — die glänzenden Augen, die hochrothen Wangen — die Gegenwart des Fiebers an.

Behandlung: Die Behandlung hat sich im Einzelnen nach der das Fieber veranlassenden Krankheit zu richten. Allein jeder fieberhafte Zustand erfordert folgende allgemeine Anordnungen. Ausgiebige wiederholte Lüftung des Krankenzimmers, wobei das Eindringen von kühler Luft oder selbst Zug, falls er nur nicht den Patienten direct trifft, nicht zu fürchten sind. Kühles Verhalten, d. h. der Kranke bedarf keiner stärkeren Bedeckung als ein Gesunder. Nur während des Fieberfrostes ist eine solche zu gestatten, ebenso wie erwärmende Getränke (ein dünner Thee besonders). Im Uebrigen darf und muss dem Verlangen des Kranken entsprechend kaltes Wasser gereicht werden, häufig aber in kleinen Mengen zur Zeit. (Bei manchen Zuständen, z. B. starken Diarrhoeen, Ruhr etc. ist dagegen der Wassergenuss möglichst einzuschränken). Die Diät muss sehr knapp und eine milde sein — schwacher Thee und Wassersuppen —, bei hohem Fieber mit dick belegter Zunge Tage lang eine fast absolute. Stark fiebernden Kranken gebe man dann 3 bis 5 Tage lang nur Wasser, eine Brod- oder Gerstenabkochung. Tritt nun aber Verlangen nach Speisen ein, so ist demselben vorsichtig Rechnung zu tragen, und bei länger dauernden fieberhaften Zuständen müssen, etwa von der zweiten Woche an, die Kräfte des Patienten durch kräftige Suppen, Fleisch und ist es zu beschaffen, Eier und Milch unterstützt werden. Ein guter Rothwein, zu $^1/_4$—$^1/_2$ Flasche den Tag, ist dann ebenfalls zweckmässig.

Kalte Wasserumschläge auf Kopf, Brust und Unterleib sind bei jedem Fieber erlaubt und wirken günstig durch Abkühlung des Blutes. Nur bei schwitzender Haut muss man mit denselben, sowie mit der Entblösung und Abkühlung eines Körpertheiles sehr vorsichtig sein. Niemals darf durch Wasserumschläge die umgebende Haut oder Wäsche durchnässt werden, was sich am besten verhüten lässt durch das Ueberlegen von wasserdichten oder wollenen Stoffen, und sollen endlich die Umschläge wirklich kühlend wirken, so müssen sie oft gewechselt werden, d. h. anfangs alle 5 Minuten, später alle viertel Stunden längstens.

Stuhlverstopfung beseitige man jeden dritten bis vierten Tag durch 1 Löffel Ricinusöl oder durch ein Klystier von lauem Wasser, dem man nöthigenfalls etwas Oel oder zur Hälfte Salzwasser zusetzen kann.

Innerer Mittel bedarf man beim Fieber an und für sich nicht, doch ist dem Patienten meistens der Zusatz sauerer Fruchtsäfte zum Wasser oder die Darreichung des Hallerschen Sauers sehr wohlthuend.

Die Krankheiten der einzelnen Organe.

Kopfschmerz.

Man findet denselben hauptsächlich als Begleiterscheinung irgend einer andern Krankheit, auf deren Erkenntniss und richtige Behandlung es also ankommt. Von solchen sind zu nennen:

1. Fieber, 2. Magenkrankheiten, 3. Verstopfung, 4. Blutarmuth. 5. Syphilis, 6. Hirnleiden.

Behandlung: In allen diesen Fällen ist die Behandlung des Grundleidens die Hauptsache. Es ist aber auch erlaubt Umschläge mit kaltem Wasser oder Eis zu machen, und wirken dieselben in der Regel beruhigend.

7. Aussetzendes Kopfweh, täglich zur selben Zeit wiederkehrend und dann etliche Stunden andauernd. Es wird meistens nur an irgend einem Theile des Kopfes empfunden, z. B. in der Stirn, in den Augenhöhlen, in der einen Gesichtshälfte.

Behandlung: mit Chinin wie bei Wechselfieber. Man gebe 4 Chininpulver auf einmal, spätestens 2 Stunden vor dem nächst zu erwartenden Anfalle. Bleibt derselbe darnach aus, so muss man die gleiche Dosis noch in den nächsten 2 Tagen wiederholen, im anderen Falle sie auf 5 bis 8 Pulver erhöhen.

Ohnmacht.

Vorkommen: Vorzugsweise bei blutarmen oder nervösen Leuten, in Folge von dumpfiger Luft, starken Gemüthseindrücken etc. Ferner in der Schwangerschaft, nach plötzlichen starken Blutverlusten, bei Lungen- und Herzkrankheiten.

Kennzeichen: Wenige Secunden bis Minuten lang andauernde Bewusstlosigkeit, mit Erblassen des Gesichtes und Verschwinden des Pulses.

Behandlung: Zuführung frischer Luft, Lösen eng anliegender Hals- und Brustbekleidung, Tieflage des Kopfes, Besprengungen mit kaltem Wasser. Reicht das nicht hin, so lasse man an einem Tuche riechen, auf welches einige Tropfen Salmiakgeist getropft sind, klatsche die entblösste Brust mit nassen Tüchern, und setze ein Klystier von Salzwasser.

Hirnschlagfluss.

Beruht auf Bluterguss ins Gehirn und kommt nur im höheren Alter vor.

Kennzeichen: Plötzlich eintretende Bewusstlosigkeit, mit langsamen schnarchendem Athem, langsamem Pulse, gerötheten gedunsenem Gesichte oder gegentheils blass verfallenem Aussehen. Tritt in diesem Zustande nicht nach wenigen Minuten oder mehreren Stunden der Tod ein, so erwachen die Patienten mit bleibender Lähmung der Glieder einer Körperhälfte. Unwillkührlicher Abgang von Koth und Urin, oder aber Verhaltung desselben dauert häufig noch Tage oder Wochen lang an.

Behandlung: Man entferne alle beengenden Kleidungsstücke, lege den Kopf hoch und bedecke ihn mit kalten Umschlägen. Dauert dennoch die Unbesinnlichkeit Stunden lang an, wird der Puls schwach und unregelmässig, das Aussehen blass, die Athmung röchelnd, so bürste man die Glieder, lege Senfteige auf Brust und Waden und setze ein Klystier von Salzwasser. Sobald das Schlucken möglich ist, flöse man dem Kranken etwas Wein oder 10—20 Hoffmannstropfen ein.

In den nächstfolgenden Tagen: Kälte auf den Kopf, eine starke Abführung durch 1—2 Laxirpulver und ganz schmale Diät. Kann der Gelähmte den Urin nicht lassen, so entleere man ihn mit dem Catheter zweimal in 24 Stunden.

Da Schlagflüsse sehr leicht wiederkehren, so sorge man späterhin für Enthaltung von jeder Körperanstrengung, ganz leichte Diät und regelmässige Leibesöffnung.

Hirnentzündung.

Ist eine sehr seltene Krankheit und kommt fast nur vor nach Verletzungen, die mit Brüchen des Schädels verknüpft sind und in Begleitung der Kopfrose. Ausserdem in ihren geringeren Graden nach einem Schlaganfalle, nach dem Sonnenstich etc.

Kennzeichen: Starkes Fieber mit ein- oder mehrmaligem Frost, wüthende Kopfschmerzen, Lichtscheu und Empfindlichkeit aller Sinne, rothgedunsenes Gesicht, schmerzhafte Nackensteifheit, grosse Aufregung oder andauerndes Phantasieren bei leichter Unbesinnlichkeit. Dabei ist hartnäckige Verstopfung und ein flacher, ja eingezogener Unterleib vorhanden. Später treten dann Betäubung, Zuckungen und Lähmungen der Glieder hinzu, und erfolgt in $^9/_{10}$ aller Fälle nach wenigen Tagen der Tod.

Behandlung: Kälte auf den kahlgeschorenen Kopf, starke Abführung durch Laxirpulver und bei grosser Aufregung Morgens und Abends je ein Morphiumpulver, ist wohl die einzige Behandlung, von der irgend etwas erwartet werden kann.

Gehirnerschütterung.

Vorkommen: Nach starken Erschütterungen und Verletzungen des ganzen Körpers oder des Kopfes.

Kennzeichen: Schlafähnlicher Zustand bis zu tiefster Bewustlosigkeit unter blass todtenähnlichem Aussehen und vollständiger Schlaffheit aller Glieder. Der Puls ist langsam und kaum zu fühlen, die Athmung oberflächlich fast unmerklich. Erbrechen, auch bei leerem Magen, unwillkührlicher Abgang der Entleerungen ist meistens vorhanden. Im günstigen Falle kehren nach etlichen Stunden oder Tagen Besinnung und Sprache langsam wieder, während ausserordentliche Empfindlichkeit der Sinnesorgane und Kopfschmerzen den jetzt erfolgenden stärkeren Blutandrang nach dem Gehirn verrathen. Derselbe kann in die leichteren Grade der Hirnentzündung übergehen und tödtlich werden.

Immer hinterbleibt für Wochen oder gar Monate, allgemeine Kraftlosigkeit, Schwäche der geistigen und Geschlechtsthätigkeit.

Bei den leichteren, rasch vorübergehenden Graden der Hirnerschütterung kommt es nur zur Ohnmacht, Schwinden der Kräfte und Gedankenverwirrung.

Behandlung: Hautreize (durch Bürsten und Senfteige), Riechmittel und reizende Klystiere, bis Puls und Athmung gehörig im Gange sind, das Aussehen etwas mehr Leben gewinnt. Dann aber breche man sofort mit der reizenden Behandlung ab und sorge nur für vollkommene äussere Ruhe, offenen Leib und Ernährung durch dünne Suppen. Folgt dann später Kopfschmerz, grosse Reizbarkeit, Fieber, so setze man 8 blutige Schröpfköpfe in den Nacken (was man 2—3 mal wiederholen kann), bedecke den geschorenen Kopf mit kalten Umschlägen und führe durch Laxirpulver etliche starke Entleerungen herbei.

Absolute körperliche wie geistige Ruhe sind noch lange Zeit hindurch zu beobachten.

Sonnenstich.

Befällt vorzugsweise Leute, welche starken Anstrengungen unter den directen Sonnenstrahlen oder in wenig bewegter, heisser Luft unterworfen sind. Eng anliegende zu dicke Bekleidung, eine ungenügende Kopfbedeckung, Anhäufung vieler Menschen auf einem Punkte oder in demselben Raume, begünstigen das Eintreten des Sonnenstichs sehr. Beispielsweise ist derselbe häufig bei Soldaten, die in Tropengegenden colonnenweise anstatt in aufgelösten Zügen marschiren.

Kennzeichen: 1. Entweder tritt ein Zustand von Wahnsinn ein, die Betroffenen haben ein stark geröthetes, gedunsenes Gesicht und heftige Kopfschmerzen, sie reden irre oder es kommt selbst bis zum Toben und zur Raserei, oder aber

2. sie stürzen manchmal unter Krämpfen ohnmächtig zu Boden, das Aussehen ist bleich und verfallen, Puls und Athmung verschwinden.

Behandlung: Im ersten Falle: Kälte auf den Kopf und Ueberrieselung des ganzen Körpers mit kaltem Wasser, welches man eimerweise in sanften Strahlen auf den Nacken giesst. Sobald man dem Patienten etwas beibringen kann, gebe man darauf 1—2 Laxirpulver.

Im zweiten Falle: Hautreize, reizende Klystiere und eine

kalte Uebergiessung mit kräftigem hoch herabfallendem Strahle, wonach wiederum die Haut energisch frottirt werden muss. Nöthigenfalls muss man sogar zur künstlichen Athmung, wie sie beim Scheintode beschrieben ist, greifen. Innerlich Wein oder Hoffmannstropfen.

Krämpfe (Fallsucht), **Säuferwahnsinn, Geisteskrankheiten.**

Bei all diesen Krankheiten ist jeder Eingriff meistens schädlich. Man beschränke sich also darauf die Patienten zu überwachen und vor Schaden zu bewahren. Nie ist gewaltsames Festhalten oder Binden erlaubt, viel weiter kommt man mit kurzem, energischen, den Widerspruchsgeist nicht reizenden Auftreten, oder indem man den Kranken in einen von allen Möbeln und sonstigen Gegenständen entblössten Raum sperrt.

Manchmal gelingt es, und ist der Versuch stets zu empfehlen, durch je 2—3 Opiumpulver, Morgens und Abends Ruhe und selbst Schlaf zu erzwingen.

Einfache Bräune (Mundklemme).

Vorkommen: Als Folge atmosphärischer Schädlichkeiten, als Begleiterin des Scharlach, der Pocken, der Gesichtsrose. Die Krankheit ist ungefährlich.

Kennzeichen: Schüttelfrost mit folgendem hohen Fieber und sehr heftigem Kopfschmerz. Characteristisch ist dann aber: Schmerzen beim Schlucken bis zu vollkommener Unmöglichkeit desselben, der Mund kann nur wenig oder gar nicht geöffnet werden, die Sprache ist näselnd, Speichel und Schleim laufen in grosser Menge im Munde zusammen, ein Druck hinter den Kieferwinkeln ist sehr empfindlich.

Dauer der heftigen Erscheinungen 4—8 Tage, dann allmählicher Schluss oder plötzliche Erleichterung unter Entleerung von Eiter aus den geschwollenen Mandeln durch Ausspucken.

Behandlung: Bei starkem Blutandrange nach dem Kopfe, eine Abführung, am besten durch Sennaabkochung mit Bittersalz. Kalte Umschläge um den Hals und wo es vorhanden, die Darreichung von kleinen Stückchen Eis, die man im Munde zergehen lässt. Sobald es die Schmerzen erlauben, öfteres Gurgeln mit Salbeithee und dreimal täglich mit Alaunwasser. Letzteres ist auch das beste Mittel in all den leichten Fällen, wo es nicht zu bedeutendem Fieber und solcher Schmerzhaftigkeit kommt.

Sollten sich die Erscheinungen nach 4—6 Tagen derart steigern, dass die Athmung beeinträchtigt wird. so gebe man ein Brechmittel.

Mumps (Bauernwetzel, Ziegenpeter).

Vorkommen: Eine durchaus unschuldige Krankheit, wenn sie bei sonst Gesunden in Folge atmosphärischer Schädlichkeiten auftritt. Eine stets bedenkliche Erscheinung ist dagegen die Mumps, welche sich zu anderen schweren Krankheiten z. B. dem Typhus, hinzugesellt.

Kennzeichen: Nach 2—3tägigem leichten Fieber, Anschwellung der Wange vom Ohr bis unter den Kieferwinkel reichend, von derber Consistenz. Die Haut darüber ist blass oder nur leicht geröthet. Später breitet sich die Geschwulst auch wohl auf die andere Gesichtshälfte aus. Im Verlaufe von 8—10 Tagen erfolgt Rückgang aller Erscheinungen und Genesung. Selten tritt am 5. bis 6. Tage stärkeres Fieber und Allgemeinleiden auf, unter Erweichung und Röthung der Geschwulst, und muss man dann an Eiterbildung in der Tiefe derselben denken.

In manchen Fällen endlich gesellen sich zur einfachen Mumps, Anschwellung der Hoden und Schmerzhaftigkeit der Geschlechtstheile hinzu, bei Weibern auch der Brüste.

Behandlung: Schmale Diät, warmes Verhalten, Sorge

für offenen Leib. Aeusserlich trockene Wärme durch Wolle, erhitzte Tücher oder Kräuterkissen. Vermuthet man Eiterbildung, so greife man zum „warmen Verband“ und entleere den Eiter möglichst bald durch einen Einstich.

Die Mumps, welche im Gefolge schwerer Krankheiten auftritt, führt meistens zur Vereiterung.

Kehlkopf- und Luftröhrenentzündung.

Vorkommen: Nach Erkältungen, Ueberanstrengungen der Stimme, Einathmung scharfer reizender Dämpfe. Als Begleiterscheinung bei der Schwindsucht, den Masern, der Syphilis.

Kennzeichen: Gefühl von Brennen oder Wundsein am Halse, rauhe belegte Stimme, bis zu Stimmlosigkeit, kurze quälende Hustenanfälle mit wenig oder ganz ohne Auswurf von Schleim. Selten Athemnoth, oder gar Erstickungsanfälle.

Nach Tagen oder Wochen Nachlass aller Erscheinungen unter vermehrtem lockeren Auswurfe; bei Fortwirken der Schädlichkeiten Wochen und Monate lange Dauer.

Behandlung: Warmes Verhalten, Schweisserregung durch Bettruhe und ein grösseres Quantum recht heissen Thees (Lindenblüthen, Fenchel etc.), das Tage lange Tragen einer feuchtwarmen Cravatte, d. h. eine lange, in kaltem Wasser ausgerungene Leinencompresse wird umgelegt und mit Wollzeug oder Flanell niedergebunden. Schliesst letzteres, welches breiter als die Compresse sein muss, überall genau an, so erwärmt sich der Umschlag sehr bald. Man erneuere ihn alle 4—6 Stunden. Gegen den schrillen, festsitzenden Husten ist das Dower'sche Pulver das beste Mittel, $^1/_2$ Pulver 2—4 mal in 24 Stunden. Dasselbe erleichtert zugleich das Schwitzen. Löst sich der Schleim, so kann man die Salmiakmixtur verordnen.

Bei Erstickungsgefahr ein Brechmittel.

Häutige und brandige Bräune (Hühnerhusten).

Vorkommen: Fast nur bei Kindern während der rauhen Jahreszeit. Ist sehr ansteckend.

Kennzeichen: Macht ähnliche Erscheinungen wie die Kehlkopfentzündung, ist aber ausserdem begleitet von Fieber und zeigt als characteristische Erscheinung: Mühsam langgezogenes pfeifendes oder röchelndes Athmen, wobei während der Einathmung der Brustkorb förmlich eingezogen wird. Von Zeit zu Zeit treten schwere Erstickungsanfälle ein mit Schwellung und Blauwerden des Gesichtes. Die Krankheit dauert nur wenige Tage und ist sehr gefährlich.

Behandlung: Kalte Umschläge um den Hals, Sorge für offenen Leib durch Klystiere. Aeltere Kinder, die das Gurgeln schon verstehen, gebe man Alaunwasser zu diesem Zwecke. Treten Erstickungszufälle ein, so suche man Anfangs derselben Herr zu werden durch einen Senfteig, den man in die Herzgrube legt, durch Einathmung von warmen Wasserdämpfen, wird aber die Gefahr drohender, so greife man sofort zum Brechmittel, in der für Kinder vorgeschriebenen Form. Durch den Brechact werden dann nicht selten die hautartigen Gerinnsel, welche die Kehlkopfsöffnung verlegen, herausbefördert. Je nach dem Erfolge richte sich die Wiederholung des Mittels. — Da es endlich darauf ankommt, die Kräfte des Kindes möglichst zu unterstützen, so ernähre man es schon vom 2. oder 3. Tage ab durch kräftige Fleischbrühe.

Von sehr übler Bedeutung ist es, wenn der Hals auch äusserlich stark anschwillt, das Schlucken schwierig wird und der Athem einen fauligen Geruch annimmt. Es handelt sich dann um die brandige Bräune, welche fast immer zum Tode führt und — wesshalb man die Erkrankten aufs Sorgfältigste von allen Gesunden absondern muss — ausserordentlich ansteckend ist.

Lungencatarrh.

Vorkommen: In Folge ähnlicher Schädlichkeiten entstehend wie die Kehlkopfentzündung, ausserdem besonders häufig bei Leiden anderer Organe, z. B. Herzkrankheiten, als Begleiterscheinung der Masern, der Pocken, der Schwindsucht.

Kennzeichen: 1. Acuter Catarrh. Mässig starkes Fieber mit öfterem Frösteln, trockener Haut, starkem Krankheitsgefühl. Empfindung von Kitzel oder Wundsein unter dem Brustbeine, häufiger festsitzender Husten mit Auswurf von wenig zähem Schleime. Leichte Beklommenheit auf der Brust, bei Kindern, Schwächlichen, oder Greisen deutliche Kurzathmigkeit.

Im Verlaufe von 8—14 Tagen Rückgang aller Erscheinungen unter reichlichem lockeren Auswurfe, oft mit Schweissen und Ausscheidung eines trüben Urines. Oder aber Uebergang in den chronischen Catarrh.

Behandlung: Mit Wärme, Schweisserregung und Dower'schem Pulver ganz wie bei der Kehlkopfentzündung angegeben.

2. Chronischer Catarrh. Aus dem acuten hervorgehend, oder sich allmählich, ohne Fieber und sonstige Störungen entwickelnd.

Kennzeichen: Anstrengender Husten mit Auswurf von wenig zähem Schleim, oder gegentheilig lockerer Husten mit massenhaftem Auswurf schleimigen Eiters. Hie und da treten $^1/_2$ bis mehrstündige Anfälle von Athemnoth (Asthma) ein.

Behandlung: Sobald ein irgend erheblicher Husten länger als etliche Wochen andauert, vermeide man vor allen Dingen die Schädlichkeiten schlechter Witterung, besonders grellen Temperaturwechsel, scharfe Winde, dicke feuchte Luft. Durch strenge Schonung für 8—14 Tage entgeht man oft Monate langem Leiden oder gar unheilbaren Lungenkrankheiten.

Zur Unterstützung der Kur dienen: Die Salmiakmixtur, das Brustpulver (welches zugleich den Stuhlgang etwas befördert).

bei durch Husten gestörter Nachtruhe 1 Dower'sches oder 1 Morphiumpulver Abends.

Aeusserlich: Einreibungen der Brust, das Tragen eines Pechpflasters, entsprechend wärmeres Unterzeug für Solche, z. B., welche aus wärmeren Klimaten stammen. Anfälle von Asthma weichen am besten den Einathmungen von Dämpfen heissen Wassers, dem ein Theelöffel Terpenthin zugefügt ist, oder von Salmiak, den man auf einem Blech mittelst untergehaltener Flamme schmelzen und verdampfen lässt. Auch leisten der Senfteig, eine Tasse starken Kaffees, in hochgradigen Fällen $^1/_2$ Brechpulver gute Dienste. –

Treten allabendliches Fieber mit Schweissen, schlechter Appetit, Abmagerung — kurz ein Leiden des ganzen Organismus hinzu, so hat man an Schwindsucht zu denken. —

Lungenblutung (Bluthusten).

Vorkommen: In Begleitung von Schwindsucht oder Herzleiden. Nach Verletzungen oder Erschütterungen der Brust (Lungenquetschung, Rippenbruch).

Kennzeichen: Durch Husten wird schaumiges, hellrothes Blut, rein in grösseren Mengen, oder in Form von Streifen und Klumpen dem Schleim beigemengt entleert. Dabei findet sich meist grosse Gemüthsaufregung und verstärkter, rascher Herzschlag.

Die Blutung ist sehr selten so stark, dass sie tödtlich wird, viel bedenklicher ist das Grundleiden, welches sie veranlasst. Die nach Erschütterungen der Brust schwindet oft ohne weitere unangenehme Zufälle.

Behandlung: Absolute körperliche Ruhe, Vermeidung aller schweren Speisen und erhitzenden Getränke. Bei grosser Herzaufregung kalte Umschläge auf die Herzgegend. Innerlich Haller'sches Sauer 4 mal täglich 8 Tropfen in $^1/_2$ Glase Wasser, oder zweistündlich eines der blutstillenden Pulver. Manchmal erweist sich ein Theelöffel voll Kochsalz, mit wenig Wasser heruntergespült, hülfreich, nützt es aber nicht als bald, so stehe man von weiteren Gaben ab. Sollte die Blutung sich in den nächsten Tagen stark wiederholen, so gebe man 4 mal täglich 1 Messerspitze Alaun, oder versuche das Mutterkorn. 4 bis 6 Pulver in 24 Stunden.

Man suche ferner den Patienten möglichst zu beruhigen, indem man ihn darauf aufmerksam macht, dass die Blutung, auch wenn sie wiederkehre, was die Regel ist, doch nicht gefährlich sein werde.

Lungenentzündung.

Vorkommen: Befällt vorzugsweise kräftige Leute in den besten Jahren. Ursachen: atmosphärische Schädlichkeiten.

Kennzeichen: Plötzlich, mitten im besten Wohlsein, eintretender $^1/_2$ bis mehrstündiger Schüttelfrost mit folgendem starken Fieber und sehr heftigen Kopfschmerzen. Kurzathmigkeit, stechende Seitenschmerzen und Husten mit Auswurf röthlichbraunen blutigen Schleimes sind die weiteren Erscheinungen, welche unter hohem Fieber und nächtlicher Unruhe dann etwa eine Woche lang andauern. Die Krankheit erlischt meist ebenso plötzlich wie sie gekommen, am 5., 7. oder 9. Tage. Der Fieberabfall wird eingeleitet durch starke Schweise und Entleerung dunklen getrübten Urines.

Die Vorhersage ist nicht ungünstig, doch sterben besonders ältere Leute recht häufig an diesem Leiden.

Behandlung: Bettruhe, Sorge für frische Luft, kühles Getränk, anfangs absolutes Hungern, später, falls die Zunge nicht dick belegt ist, leichte flüssige Nahrung. An die schmerzhafte Stelle setze man 4—6 blutige Schröpfköpfe, ein- oder mehreremale. Bei grosser Kurzathmigkeit und heftigem Fieber einen die ganze Brust bedeckenden Kalt-Wasser-Umschlag, der alle 10 Minuten bis $^1/_4$ Stunde erneuert wird. Innerlich 4 mal täglich 10 Tropfen Haller'sches Sauer. Jeden dritten Tag Entleerung des Darmes durch Ricinusöl oder ein Wasserklystier. Gegen die Kopfschmerzen und stärkere geistige Aufregung kalte Umschläge und Abends 1 Morphiumpulver.

Bleibt nach überstandener Krankheit ein hartnäckiger Husten zurück, so behandle man denselben wie den chronischen Catarrh.

Magencatarrh (Magenkrampf, Appetitlosigkeit).

Vorkommen: Hauptursachen sind Diätfehler, Genuss von verdorbenen Speisen oder Getränken, Erkältungen. Ferner ist der Magencatarrh eine der gewöhnlichen Begleiterscheinungen bei jeglichem Fieber und bei den verschiedensten Allgemeinerkrankungen.

Kennzeichen: Appetitlosigkeit, belegte Zunge, fader oder pappiger Geschmack, vermehrtes Aufstossen, Uebelkeiten oder Erbrechen nach dem Essen, Druckgefühl in der Magengegend, Kopfschmerzen. Verstopfung, selten oder rasch vorübergehend Diarrhoe, Empfindlichkeit beim Druck auf die Herzgrube, kein Fieber sind die weiteren charakteristischen Symptome.

Dauer, wenige Tage oder falls der Magencatarrh chronisch wird Wochen und Monate lang.

Behandlung: Beim acuten Magencatarrh lasse man den Patienten etliche Tage lang hungern. Ist starke Uebelkeit vorhanden, so suche man durch Kitzeln des Schlundes oder das Trinken von lauem Wasser mit Oel Erbrechen zu erregen. Ein Brechmittel ist nur dann zu empfehlen, wenn giftige, scharfe oder faulige Substanzen noch im Magen verweilen. Gegen das so lästige Sodbrennen hilft kohlensaures Natron oder Magnesia zu 3—4 Theelöffeln täglich momentan.

Dauern nun die Beschwerden längere Zeit an, so ist vor allen Dingen die Diät zu reguliren, alle fetten, sauren, gewürzreichen, blähenden Speisen sind schädlich, und selbst bei gesteigertem Hungergefühl müssen grössere Qantitäten von Speisen noch längere Zeit vermieden werden. Ebenso alle starken Spirituosen.

Ein vortreffliches Mittel erhält man durch Mischen gleicher Theile von kohlensaurem Natron und Rhabarberpulver, wovon täglich 4 mal $^1/_2$ Theelöffel zu verbrauchen ist. In gleicher Weise ist das vorräthige Digestivpulver anzuwenden. Tritt dabei nicht regelmässige Leibesöffnung ein, so sorge man dafür durch Ricinusöl oder Klystiere. So lange Verstopfung besteht, heilt der Magencatarrh niemals.

Magenkrampf. Sehr heftige, anfallsweise auftretende Schmerzen in der Herzgrube. Dabei fehlen oft alle Zeichen sonstiger Magenerkrankung. Kommt vorzugsweise bei blutarmen nervösen Personen vor.

Behandlung: Magenpulver, 4 bis 6 am Tage. Im Anfalle: ein Senfteig auf die Herzgrube, nöthigenfalls ein Morphium- oder Opiumpulver.

Uebermässiges Erbrechen. Begleiterscheinung der verschiedensten Magenkrankheiten, der Cholera, des Gelbfiebers, des Brechdurchfalles, der Unterleibsentzündung und Seekrankheit.

Behandlung: Hautreize in der Herzgrube, innerlich: kleine Eisstückchen, kalter schwarzer Kaffee, Champagner, Brausepulver, Magenpulver, eine Dosis Morphium oder Opium. Manchmal hilft dieses Mittel, in anderen Fällen jenes, strenge Diät oder absolutes 24 stündiges Hungern muss die Kur unterstützen.

Bleibt, nachdem die eigentlichen Symptome eines Magencatarrhes geschwunden sind, noch Appetitlosigkeit zurück oder findet sich solche nach Ablauf schwerer Krankheiten, bei schwächlichen blutarmen Menschen, so reiche man die Magentropfen theelöffelweis in Wein oder Wasser, Pfeffermünzessenz, Digestivpulver, auch kleine Dosen vom Colomboextract.

Magenblutung.

Vorkommen: Hauptsächlich in Folge eines Magengeschwüres, welches meistens schon längere Zeit hindurch Erscheinungen wie bei Magencatarrh oder Krampf zu verursachen pflegt. Selten entsteht Magenblutung nach Verletzungen oder einen Stoss auf den Unterleib. Als Theilerscheinung findet man sie endlich beim Scorbut, dem Gelbfieber, dem Sumpffieber, bei Leberkrankheiten.

Kennzeichen: Unter Erbrechen wird eine meistens grössere Quantität dunkeln, nicht schaumigen, mit Speiseresten oder Schleim gemengten Blutes entleert. War die Blutung bedeutend, so ist der Stuhlgang in den nächsten Tagen schwarz gefärbt, von theerartigem Aussehen.

Jede Magenblutung ist ein bedenklicher Zufall.

Behandlung: Absolute körperliche Ruhe im Bett. Zwei bis drei Tage lang dürfen so gut wie gar keine Speisen genossen werden, sondern nur Wasser. Dann kann man zu leichtem Thee, dünnen Suppen, Gerstenschleim und dergl. übergehen, Alles kühl und in ganz kleinen Quantitäten gereicht. Kalte Umschläge auf den Unterleib, Eisstückchen zum Verschlucken.

Innerlich versuche man von dem Haller'schen Sauer zu geben, aber nur, wenn keine starke Brechneigung oder Würgen vorhanden. Solches müsste vorerst durch 2 bis 3 Dosen Morphium oder Opium beseitigt werden. Kehrt die Blutung öfter wieder, so versuche man den Alaun, Messerspitzenweise.

Erst nach 4 bis 6 Tagen sorge man für Stuhlentleerung durch ein Klystier, niemals durch Abführmittel.

In den folgenden Wochen ist sehr strenge Diät nothwendig.

Gelbsucht.

Vorkommen: Meistens eine Folge des Magencatarrhs, sonst als Symptom von Leberkrankheiten. Sehr rasch auftretend nach Vergiftungen durch Phosphor und Schlangenbiss.

Kennzeichen: Gelbe bis dunkelgrüne Färbung aller sichtbaren Theile, rothgelber Urin, lehmfarbener oder ganz weisser Koth, Verstopfung, Blähungen und andere Verdauungsbeschwerden.

Sehr bald gesellt sich Kraftlosigkeit und Abmagerung dazu. Dauer 3 bis 8 Wochen, bei Leberkrankheiten bis zu mehreren Monaten.

Behandlung: Ist ganz wie die beim chronischen Magencatarrh angegebene. Man merke besonders, dass fette Speisen nie vertragen werden und die Verstopfung nicht selten stärkere Mittel als Ricinusöl erfordert z. B. Senenaufguss mit Bittersalz.

Verstopfung (Hämorrhoiden).

Vorkommen: Als Symptom bei den verschiedenen Krankheiten (des Gehirnes, des Magens, der Leber), ausserdem aber in Folge von Trägheit des Darmkanales, der durch zu schwere unverdauliche Kost, sitzende Lebensweise oder gegentheils übermässige körperliche Arbeit bedingt sein kann. In den Tropen scheint die grosse Trockenheit der Luft von Einfluss zu sein.

Kennzeichen: Neben zu seltener oder zu geringer Entleerung der Excremente, sind oft Kopfschmerzen, Gefühl von Völle und Empfindlichkeit im Leibe, allgemeine Unbehaglichkeit und gemüthliche Verstimmung vorhanden.

Bei jeder Verstopfung hat man daran zu denken, dass sie durch einen eingeklemmten Bruch bedingt sein kann, ganz besonders wenn Uebelkeit und Erbrechen zugegen ist.

Behandlung: Aenderung der Diät, Verbot schwerer blähender Gemüse (Bohnen und Erbsen z. B.) und Mehlspeisen. Besser sind: rohes oder gekochtes Obst, Suppen, Conserven und leichte Gemüse. Viel Wassertrinken, besonders ein Glas recht kalt Morgens nüchtern mit folgender Tasse starken Kaffees. Kalte Bäder und Abreibungen der Haut.

Reicht das nicht aus, so nehme man jeden dritten Tag ein Klystier von anfangs lauem, später kaltem Wasser. Nur ungern und selten greife man zu Abführmitteln, Ricinusöl, Bittersalz, Glaubersalz, Weinstein, Sennaufguss. Ist ein öfterer Gebrauch derselben nothwendig, so wechsele man mit diesen Mitteln.

Sind Hämorrhoiden vorhanden, d. h. Knoten am After, die manchmal bluten, so sorge man für breiigen Stuhlgang durch Ricinusöl, Weinstein oder kalt Wasser-Klystier. Klemmt sich ein solcher Knoten ausserhalb des Afters fest, so dränge man ihn mit einem beölten Läppchen zurück und mache Umschläge mit Bleiwasser.

Verstopfung in Folge von Bleivergiftung. Bleikolik.

Gelangt auf irgend eine Weise längere Zeit hindurch Blei in den Organismus, z. B. durch bleihaltiges Wasser, durch mit Bleizucker verfälschte Getränke, so sind, sei dessen Menge auch noch so gering folgende Zufälle die Folge davon: sehr hartnäckige Verstopfung mit ganz ungemein schmerzhaften Kolikanfällen. Der Unterleib ist dabei flach oder gar eingezogen und bretthart. Am Zahnfleische bemerkt man einen feinen bläulichen Saum. Häufig werden mehrere Leute gleichzeitig befallen.

Behandlung: Man gebe ein Opiumpulver oder die entsprechende Menge Opiumtinctur, also 15 Tropfen, 3 bis 4 mal am Tage bis die Schmerzen nachlassen. Folgt darnach noch kein Stuhlgang, so helfe man durch einen starken Senneaufguss mit Bittersalz nach. Sehr sorgfältig ist zu erforschen, auf welche Weise das Blei in den Körper gelangte, denn nach mehrmaliger Bleikolik pflegen sich andere schwere Zufälle, Lähmungen und dergl. einzustellen.

Diarrhoe, Kolik und Brechdurchfall.

Durchfall (Diarrhoe) oder Darmcatarrh ist oft die Folge von Diätfehlern, verdorbenen Speisen, schlechtem Wasser, Erkältung und Durchnässungen. Besonders in den warmen Klimaten sind rasche Temperaturwechsel von grosser Bedeutung. Im Verlaufe fast aller schweren Krankheiten findet sich Diarrhoe oft genug für kürzere oder längere Zeit ein.

Kennzeichen: Ohne Erbrechen, oder nachdem ein bis

zweimal solches eingetreten, erfolgen unter kneipenden ziehenden Schmerzen in der Nabelgegend, dünne Entleerungen, 3 bis 4 mal in 24 Stunden bis zu 10 und 20 mal. Je nach der Anzahl derselben haben sie verschieden rasch eintretende Mattigkeit und krankes, verfallenes Aussehen zur Eolge. Die Stuhlgänge können ganz wässrig sein, sie bewahren aber noch die charakteristische Farbe und ihren Geruch.

Bei entsprechendem Verhalten, Besserung in wenigen Tagen, bei fortwirkenden Schädlichkeiten kann die Diarrhoe chronisch werden und Wochen lang andauern.

Behandlung: Strenge Diät, anstatt Wassers einen Thee zum Getränke, Brod-, Reis- oder Gerstenwasser, schleimige Suppen mit Sago, Graupen etc. Bei geringen Graden reicht es dann hin neben dieser Diät 4 bis 6 mal am Tage ein Durchfallpulver zu reichen. Sonst aber und wenn besonders erhebliche Schmerzen vorhanden sind, greife man sofort zum Opium, 10 Tropfen Tinctur oder ein Pulver, 2 bis 3 mal. Gegen die Schmerzen ausserdem warme Tücher auf den Leib und Einreibungen.

Dauert eine mässige Diarrhoe ohne oder mit geringen Schmerzen länger als einige Tage an, so erweisen sich wiederum die Durchfallpulver nützlich oder das noch kräftiger wirkende Colomboextract, theelöffelweis. Hie und da muss dann noch, z. B. des Abends, wieder ein Opiumpulver zwischengeschoben werden.

Brechdurchfall (Cholerine). Zu gewissen Jahreszeiten, besonders im Hochsommer und den Uebergangsmonaten ist diese Krankheit, welche der Cholera ähnelt, sehr häufig. Sie unterscheidet sich von letzterer durch ihre Ungefährlichkeit, Erwachsene sterben fast nie daran. Kindern, zumal solchen unter einem Jahre, ist sie ungemein verderblich.

Kennzeichen: Oft ganz plötzlich und ohne dass die Personen irgend eine Ursache davon anzugeben wüssten, mitten im besten Wohlsein, werden sie von Erbrechen, Leibschmerzen und

Diarrhoe befallen. Anfangs sind die Entleerungen, welche sich mit grosser Raschheit folgen bis zu 6 und 12 mal in wenigen Stunden noch gefärbt, später werden sie nicht selten wässrig-schleimig und nahezu farblos. Dabei stellt sich rasch grosse Mattigkeit, Krankheitsgefühl und verfallenes Aussehen ein, ja es können die entfernteren Körpertheile (Nasenspitze, Hände und Füsse) kalt werden, das Gesicht nimmt eine bläuliche Farbe an, sehr schmerzhafte Wadenkrämpfe vermehren das Leiden, kurzum ein Bild wie bei der Cholera. Fieber ist nicht vorhanden, der Leib nicht aufgetrieben, nicht besonders schmerzhaft auf Druck. Nach 24 Stunden oder 2 bis 3 Tagen endet die Krankheit, zumal bei richtiger Behandlung, mit Genesung.

Behandlung: Warme Tücher oder heisse Kruken auf den Unterleib, zum Getränke irgend einen Thee oder eine Gersten- Hafer-, Reis- oder Salep-Abkochung. Allerdings kann man es bei dem quälenden Durste nicht immer umgehen, Wasser zu reichen, es geschehe dann aber nur in ganz kleinen Quantitäten und mit Rothwein vermischt. Sofort reiche man dann stündlich 1 Opiumpulver bis Nachlass der Schmerzen, des Brechens und der Diarrhoe eintritt. Lässt sich das Opium, wegen starken Erbrechens nicht in den Magen bringen, so setze man ein kleines Klystier von Chamillenthee mit 20 Tropfen Opiumtinctur und bekämpfe das Erbrechen mit den früher angegebenen Mitteln.

Werden die Erscheinungen bedrohlich, die Extremitäten kühl, der Puls undeutlich, so reiche man Wein, Hoffmannstropfen, einen heissen Grog und dergl. Die Wadenschmerzen werden durch Einreibungen und Einwickeln in heissen Flanell gemildert.

Unterleibsentzündung.

Vorkommen: Ist eine seltene Krankheit. Man findet sie nach Entzündungen irgend eines Unterleibsorganes, z. B. der Leber, beim Magengeschwür, nach Stoss oder Schlag auf den

Bauch, nach Verwundungen desselben, besonders wenn sie die Bauchwand in ihrer ganzen Dicke betreffen. Sehr häufig ist die Unterleibsentzündung im Wochenbette.

Eine nicht ganz seltene Form ist die auf kleinere Stellen des Unterleibes begränzte Entzündung die bei Leuten, welche an chronischer Verstopfung leiden, auftritt.

Kennzeichen: Beginnt meist plötzlich mit Schüttelfrost und Ohnmachtsanwandlungen, seltener allmählich mit langsam ansteigendem Fieber. Dazu gesellen sich Schmerzen im Leibe, die das Charakteristische haben, dass sie sich bei Bewegungen und besonders auf Druck sehr steigern. Sie können so bedeutend sein, dass die Patienten die Last der Bettdecke nicht zu ertragen vermögen. Der Leib treibt sich stark auf, es besteht meistens Verstopfung und andauerndes Erbrechen von Schleim oder grüner Flüssigkeit. Sehr charakteristisch ist ferner, das entstellte verfallene Aussehen der Kranken, der kleine, sehr schnelle Puls (110 bis 140), das Ohnmachts- und Angstgefühl, welches sich bei zunehmender Auftreibung des Leibes zur Erstickungsnoth steigert. Unter grosser Schwäche, klebrig feucht kalter Haut, kühlen Extremitäten geht die Mehrzahl der Kranken nach 6 bis 8 Tagen zu Grunde.

Begränzt sich die Entzündung auf eine kleinere Stelle, so findet man in der rechten untern Bauchhälfte — dem Lieblingssitze solcher Entzündung — eine Anfangs elastische, später hart werdende Schwellung, die ausserordentlich empfindlich gegen Druck ist. Daneben ist Fieber, Verstopfung, Uebelkeit, Aufstossen oder selbst Erbrechen vorhanden.

Diese Krankheit kann in die erst beschriebene Form übergehen, oft aber gelingt es bei richtiger Behandlung, Genesung herbeizuführen. Es erfolgt dann nach 6—8—10 Tagen eine Stuhlentleerung, das Fieber nimmt ab, und bei gutem Verhalten des Kranken schwindet der letzte Rest der Anschwellung im Laufe der nächsten Wochen.

Behandlung: In den ersten Tagen reiche man nur

Wasser, dann, sobald es der Magen zulässt, etwas Thee und ganz dünne Suppen (aus Sago, Gerste etc.). Ist die Entzündung die Folge einer Verletzung, so mache man Tag und Nacht energische Kaltwasser- oder Eisüberschläge auf den ganzen Leib. In den anderen Fällen sind warme Wasserumschläge die mit Flanell u. dergl. bedeckt und alle 4 Stunden gewechselt werden, vorzuziehen. Noch besser wirkt ein Polster von „warm Verband" über den ganzen Leib, wenn Zeit und Material dessen Anfertigung erlauben.

Innerlich: Opium, Anfangs alle Stunden bis zweistündlich ein Pulver bis die Schmerzen erträglich werden, dann ein solches 2 bis 3mal am Tage. Um die Verstopfung kümmere man sich gar nicht, sie hebt sich von selber sobald Fieber und Schmerzen schwinden, oft noch während des Opiumgebrauches. Sollte die Auftreibung des Leibes eine zu grosse werden, so setze man ein grosses Klystier von Chamillenthee, dem 2 Esslöffel Lampenöl zugefügt sind.

Bei eintretender Besserung muss man besonders mit den feuchtwarmen Umschlägen fortfahren, und von Nahrungsmitteln ganz ausschliesslich nur flüssige Substanzen gestatten.

Blasenkrankheiten (Harnbeschwerden).

Vorkommen: Nach Erkältungen, durch den Genuss schlechter gährender Getränke, bei vernachlässigtem Tripper, Rückenmarkskrankheiten und Verletzungen.

Kennzeichen: Fortwährender oder sehr oft wiederkehrender Drang den Urin zu entleeren, es kommt aber beim Pressen nur wenig Wasser und werden starke brennende Schmerzen längs des Gliedes und vorn in der Eichel empfunden.

Oder die Entleerung des Wassers stockt ganz trotz starken Pressens und grosser kramphafter Schmerzen im Leibe.

Behandlung: Im ersteren Falle lasse man viel Wasser trinken, vermeide alle salzige Nahrung und nehme dreimal täglich 1 Theelöffel voll kohlensauren Natrons. — Im letzteren untersage man das Trinken und verordne ein möglichst warmes Sitz- oder Vollbad von $^1/_4$—$^1/_2$ stündiger Dauer. Bei starken Schmerzen eine Dosis Opium gleichzeitig.

Hilft das Alles nicht im Verlaufe von 18 bis längstens 24 Stunden, so muss man die Blase durch den Catheter entleeren.

Wassersucht.

Vorkommen: Im Verlaufe von chronischen Nieren-, Herz- oder Lungenkrankheiten. Nach lange dauerndem Wechselfieber, nach überstandenem Scharlachfieber.

Kennzeichen: Anschwellung einzelner Körpertheile besonders der Glieder oder auch des ganzen Körpers, ohne Röthung und Hitze der Haut, die ein teigiges Gefühl darbietet und auf welcher der Druck des Fingers eine Grube hinterlässt. — Die Wassersucht innerer Organe wird oft rasch tödtlich.

Behandlung: Man verordne leicht verdauliche aber kräftige Diät, sorge für tägliche starke Stuhlentleerung (durch Ricinusöl, Weinstein, Bittersalz, Sennathee) ohne eine bedeutende Diarrhoe zu erzeugen, und versuche den Patienten zum Schwitzen zu bringen durch heissen Thee und Einpacken in wollene Decken. Ist keine Kurzathmigkeit vorhanden, so lässt man der Einpackung ein $^1/_2$ stündiges heisses Vollbad vorangehen.

Ein ganz gutes Mittel zum inneren Gebrauche ist der Wachholderthee. Alle anderen harntreibenden Pillen oder Medicamente sind verwerflich.

Rheumatismus.

1) Fieberhafter Gelenkrheumatismus (Gelenkgicht). Ursachen unbekannt.

Kennzeichen: Nachdem die Kranken oft schon einige Zeit schmerzhafte Steifigkeit der Glieder empfunden haben, entwickelt sich mit oder ohne Frostanfälle, ein starkes Fieber, bei welchem die Haut aber nicht trocken, sondern fast immer feucht, häufig wie in Schweiss gebadet erscheint. Mehrere oder selbst alle Gelenke werden dann ausserordentlich schmerzhaft, heute dieses, morgen oder nach etlichen Tagen jenes; sie sind gleichzeitig angeschwollen und geröthet. Je grösser die Zahl der befallenen Gelenke, desto höher ist das Fieber und um so schwerer die Erkrankung. Manchmal sind die Kranken absolut hülflos und jeglicher Bewegung unfähig. Die Krankheit dauert 14 Tage bis zu 4 Wochen und noch länger, ist äusserst qualvoll und durch hinzutretende Entzündungen des Gehirnes, des Herzens oder der Lungen wird sie nicht selten tödtlich.

Behandlung: Keine Behandlung vermag die Krankheit abzukürzen. Fieberdiät, bei gutem Magen leichte aber kräftige Nahrung, kühles Verhalten, bei starken Schweissen öfteres Trocknen der Haut mit nachfolgender Waschung mit Branntwein, diese Maassregeln sind ganz besonders zu beobachten. Die Schmerzen bekämpfe man energisch mit Opium oder noch besser Morphium und scheue sich trotz starken Fiebers nicht vor den höchsten für 24 Stunden erlaubten Dosen dieser Mittel.

Die Gelenke werden mit Watte oder ähnlichen Stoffen gut eingewickelt und möglichst fest und bequem gelagert. Sind dieselben sehr heiss und geröthet, so mache man kalte und Bleiwasserumschläge darauf, so lange es dem Patienten angenehm ist.

Innerlich, bei hohem Fieber und viel Durst, Fruchtsäfte, besonders Citronensaft, oder Hallersches Sauer.

2) Muskelrheumatismus (Hexenschuss).

Vorkommen: Nach Erkältungen, besonders wenn die erhitzte Haut von kaltem Zug oder Nässe abgekühlt wird.

Kennzeichen: Reissende Schmerzen im dicken Fleisch oder in der Umgebung der Gelenke, welche besonders bei Bewegungen, Verschieben oder Reiben dieser Theile sich verschlimmern. Entzündung, Anschwellung oder Röthe fehlt dabei gänzlich. Sind grosse Strecken befallen, so ist zugleich ein Allgemeinleiden vorhanden, Fieber, ungemein leicht schwitzende Haut etc.

Der Hexenschuss, in der Seite oder im Rücken sitzend, stellt sich ganz plötzlich ein, in Folge gewisser Bewegungen oder starker Drehungen, wobei ein Muskel gezerrt wird.

Behandlung: Bei frischem Rheumatismus setze man 4 bis 8 blutige Schröpfköpfe, unter Umständen zu wiederholten Malen, halte dann die Theile warm durch Einwicklungen, Kräuterkissen u. dergl. Später empfiehlt es sich dieselben zu kneten und Hautreize anzubringen durch Reiben mit Salmiakgeist, Senfspiritus, Terpenthin, oder durch das Legen eines Fliegenpflasters. Bei eingewurzeltem Rheumatismus ist es gut, die entstandene Wundfläche 8—14 Tage lang mit reizenden Salben (Digestiv-Basilikumsalbe) zu verbinden.

Gegen die stete Wiederkehr des Muskelrheumatismus schützt man sich durch Abreibungen in nassen Laken, durch kalte Uebergiessungen, die man selbst bei schwitzender Haut machen darf, falls es rasch geschieht und hinterher gehörig trocken gerieben wird.

Ischias (Hüftweh).

Vorkommen: Ein häufiges Leiden bei Leuten die vielfachen Durchnässungen besonders der Beine ausgesetzt sind.

Vorkommen: Schmerzen in einem Beine, die in Anfällen von grosser Heftigkeit auftreten. Mitten unter der Gesässfalte beginnend strahlen sie aus längs der ganzen hinteren Seite des Oberschenkels bis in die Kniekehle, ja auch darüber hinaus und an der äusseren Seite des Unterschenkels bis auf den Fussrücken. Im Verlaufe dieses Schmerzstreifens finden sich Stellen, die auf Druck besonders empfindlich sind. — Sind die Anfälle schon öfter wiedergekehrt, so bleibt auch in den Zwischenzeiten ein dauernder dumpfer Schmerz bestehen. — In manchen Fällen ist das befallene Bein kälter als das gesunde, magerer, wie taub und gefühllos.

Die Krankheit wird häufig chronisch und kann dann Wochen und Monate lang andauern.

Behandlung: Ist Verstopfung oder träger Stuhlgang vorhanden, so lasse man etliche Male durch Sennaaufguss mit Bittersalz stark abführen.

An das Bein werden im Verlaufe des Schmerzstreifens 1 bis 2 spanische Fliegen von Handtellergrösse gelegt, am besten eines dicht unterhalb der Gesässfalte, das andere in der Nähe des Kniees. Nöthigenfalls ist nach 8—14 Tagen diese Procedur zu repetiren oder sind die Wundstellen durch reizende Salben in Eiterung zu erhalten. Warmes Verhalten, Schwitzen und Einreibungen unterstützen die Kur.

Um im Anfange die heftigsten Schmerzen zu lindern gebe man täglich 1—2 Morphiumpulver. Später thut es oft gut ein M. Pulver auf die Pflasterwunde zu streuen.

Krankheiten der Geschlechtsorgane.

Tripper.

Beginnt 3 bis 6 Tage nach der Ansteckung mit Brennen in der Harnröhre und Röthung der Mündung derselben. Es stellt sich darauf ein Ausfluss von spärlichem hellen Schleim ein, häufigerer Harndrang mit Schmerzen bei der Entleerung des Wassers, schmerzhafte nächtliche Steifungen des Gliedes, und alle diese Erscheinungen steigern sich während der nächsten 8—14 Tage, um dann unter reichlicherem Ausflusse gelb eitrigen Schleimes wieder abzunehmen. Verschwindet nach 5—6 Wochen dieser Ausfluss endlich ganz, so ist damit die Krankheit erloschen. Bei mangelnder Behandlung aber und schlechtem Verhalten des Patienten kann derselbe Monate und Jahre lang bestehen bleiben, und hat das dann oft genug Verengerungen der Harnröhre und andere gefährliche Krankheiten zur Folge.

Behandlung: Man verordne körperliche Ruhe, schmale Diät, Enthaltung von allen Spirituosen, sorge für offenen Leib. Bei starken Schmerzen und Entzündungserscheinungen stärkere Abführung durch 1 Laxirpulver. Wohlthätig sind auch rasch gewechselte kalte Umschläge oder ein kaltes Sitzbad von $^1/_4$ stündiger Dauer. Gegen die schmerzhaften Steifungen Abends 1 bis 2 Campherpulver.

Das Glied werde 3mal täglich in lauem Chamillenthee gebadet, der Schleim durch untergelegte Compressen gut aufgefangen. Ueberhaupt ist die grösste Reinlichkeit nothwendig, damit nicht z. B. von dem Eiter auf die Augen etwas übertragen werde, weil dadurch die so verderbliche Tripperaugenentzündung entstehen kann. — Sobald der Patient anfängt wieder herumzugehen, muss der Hodensack durch einen Tragbeutel oder ein Tuch gut unterstützt werden.

Nachdem alle Schmerzen verschwunden sind, kann man in der dritten oder vierten Woche versuchen, den Ausfluss durch Copaivabalsam zu unterdrücken. Täglich 6—8 Kapseln oder $^1/_2$ bis 3 Theelöffel voll. Man muss aber dieses Mittel sofort aussetzen wenn es Diarrhoe und verdorbenen Magen zur Folge hat.

Zusammenschnürung der Eichel, durch eine sehr enge oder lange Vorhaut kommt bei heftigem Tripper nicht selten vor. Ist die Vorhaut nicht hinter die Eichel zurückgeglitten, so genügt es durch fleissiges Spülen und Spritzen den Eiter zu entfernen und die Schwellung durch Bleiwasserumschläge zu mildern.

Liegt aber die Voshaut als ein dicker einschnürender Wulst hinter der entblössten Eichel, so muss man sie wenn irgend möglich, selbst mit ziemlicher Gewalt, wieder vorziehen. Es geschieht dies, indem man mit der einen Hand den Wulst vorziehend, mit der anderen die Eichel zusammendrückt und zurückdrängt. Voraufgehende Kaltwasserumschläge unterstützen dies Verfahren.

Hodenanschwellung (Sandklot).

Tritt manchmal in der zweiten oder dritten Woche zum Tripper hinzu, besonders wenn nicht körperliche Ruhe eingehalten wurde. Die eine Hälfte des Hodensackes wird zu einer prallen, ausserordentlich schmerzhaften Geschwulst. Das Umhergehen wird ganz unmöglich, oft ist sogar Fieber vorhanden und wenn auch meist nach wenigen Tagen die unangenehmsten Beschwerden verschwinden, so bleibt doch oft noch Wochen lang eine gewisse Anschwellung und Verhärtung zurück.

Behandlung: Bettruhe, Unterstützung des Hodensackes durch ein Kissen, warme Breiumschläge auf denselben, eine starke Abführung durch Senneabguss mit Bittersalz. Bei übermässigen Schmerzen Morgens und Abends ein Morphiumpulver. Später muss, so lange irgend eine Anschwellung vorhanden, ein Tragbeutel getragen werden.

Weicher Schanker.

36 bis 48 Stunden nach der Ansteckung entstehen ein oder mehrere geröthete linsengrosse Bläschen auf der Vorhaut oder Eichel, welche dann platzen und im Verlaufe der nächsten 8 Tage zu schmerzhaften runden Geschwüren werden. Dieselben haben rothe geschwollene Ränder und einen grauschmutzigen Grund.

Ein solches, stark eiterndes Geschwür kann in 8—14 Tagen heilen, aber auch Wochen und Monate lang weiter bestehen und sich vergrössern.

Bei heruntergekommenen oder sonst kranken Leuten, sieht man den Schanker bisweilen fressend werden und unter Absonderung einer schmutzigen stinkenden Jauche grosse Theile des Gliedes und Hodensackes zerstören.

Behandlung: Bettruhe, schmale Diät, ein Esslöffel voll Bittersalz. 2 bis 4 mal täglich wird das Geschwür mit ganz weicher Leinewand oder Charpie verbunden, die in Chamillenthee, bei starker Röthung, in Bleiwasser getaucht ist. Reinigt sich der Grund, schiessen rothe Fleischwärzchen auf, so Verband mit Ceratsalbe und Betupfen mit Höllenstein jeden dritten Tag.

Beim fressenden Schanker gebe man kräftige Diät und Wein; sorge durch Spülen und öfteren Verband für gründliche Entfernung des Eiters und mache Umschläge mit Bleiwasser und den anderen, im Kapitel: fressende Geschwüre aufgeführten Mitteln.

Schankerbubonen.

Häufig gesellt sich zum Schanker in der zweiten bis vierten ja noch in der sechsten Woche nach seinem Beginne eine Anschwellung der Drüsen in der Schenkel-(Leisten-)Beuge, in der Regel nur auf der einen Seite. Es bildet sich eine tauben- bis hühnereigrosse ausserordentlich schmerzhafte Verhärtung, über der sich die Haut röthet. In 9/10 aller Fälle geht eine solche Anschwellung im Verlaufe der nächsten 8—14 Tage in Eiterung über, bricht auf und wird zu einem Schankergeschwür.

Behandlung: Ganz zu Anfang gelingt es noch bisweilen durch Ruhe im Bett und kalte Umschläge die Entzündung der Drüsen so weit zu mässigen, dass keine Eiterung folgt. Ist dies der Fall, so bedecke man später die Stelle nur mit Gummipflaster, worunter sich die Härte verliert. Nehmen aber die Schmerzen zu und röthet sich die Haut, so ist die Eiterung durch Warmverband zu befördern. Man bemerkt dann, dass die Geschwulst ohne kleiner zu werden sich erweicht und röther wird, der Kranke klagt über stärkere klopfende Schmerzen. Ist das der Fall so muss man die Haut über der ganzen Stelle (in der Ausdehnung von $^1/_2$—1") spalten. Die Schnittrichtung laufe parallel mit der Falte zwischen Unterleib und Schenkel. Nachdem der Eiter sich entleert hat, wird die Wunde wie ein Schankergeschwür behandelt.

Harter Schanker (Syphilis).

In der 3. bis 4. Woche nach der Ansteckung entsteht (meist an der Innenfläche der Vorhaut) ein einziges seichtes Geschwür ohne besondere Schmerzen und Röthung, aber mit verhärtetem Grund und Umgebung. Dasselbe sondert nur ganz wenig Schleim oder Eiter ab und verheilt in 5 bis 10 Wochen. Oft bleibt noch Monate lang eine leichte Härte zurück.

In den darauf folgenden Monaten zeigen sich die Kennzeichen der allgemeinen Syphilis (Drüsenschwellungen, Hautausschläge, Rachengeschwüre, Knochenschmerzen).

Behandlung. Man halte das Geschwür rein und verbinde es mit Ceratsalbe. Die folgende Syphilis kann nur von einem Arzte behandelt werden.

Augenentzündungen.

Vorkommen: In Folge verschiedenster Schädlichkeiten, oft aus inneren Ursachen. Häufig nach Verletzungen durch Stoss oder Schlag, und durch das Eindringen von Fremdkörpern in's Auge (Sand, Kalk, Holz- und Metallsplitter). Die gefährlichste aller Augenentzündungen ist die durch Verunreinigung des Auges mit Tripperschleim verursachte.

Kennzeichen: 1) Leichtere Formen, bei denen nur die Schleimhaut der Lider und das Weisse des Auges befallen ist. Man findet dann Röthung und leichte Schwellung dieser Theile, Thränenfluss, Lichtscheu und — falls auch die durchsichtige Haut mitleidet — Störung des Sehvermögens.

2) Schwerere Formen, bei denen sich zu den obigen Symptomen noch hinzugesellen: starke Schwellung der Lider und deren Umgebung, bedeutendere Sehstörung, heftige Schmerzen im Auge und in der ganzen Kopfhälfte. Statt der Thränen bildet sich Schleim und Eiter.

Den höchsten Grad erreichen alle diese Erscheinungen beim

Augentripper, bei dem massenhafter Eiter zwischen den kaum zu eröffnenden Lidern hervorquillt.

Behandlung: Hat man den Verdacht, dass irgend ein Fremdkörper eingedrungen sei, so stülpe man die Lider um und suche denselben mit einem feinen Pinsel zu entfernen. Sand oder Kalk werde durch einen Wasserstrahl aus den auseinandergezogenen und umgestülpten Lidern gründlichst fortgeschwemmt. Im Weiteren genügt dann bei den leichteren Formen: Schutz des Auges vor Licht und Wind durch Zimmeraufenthalt oder eine vorgehängte Klappe. Umschläge mit Anfangs kaltem, später lauem Wasser, dem man auf eine Tasse etwa 15 Tropfen Bleiextract zufügt.

Schwere Form: Vollständiger Lichtabschluss, starke Abführung durch 1—2 Laxirpulver, energische kalte Umschläge. Mildert sich die Entzündung und ist dem Patienten die Kälte nicht wohlthätig, so gehe man zu Warmwasserumschlägen und endlich zu Warmverband über. Letzterer ist stets sofort anzuwenden, wenn man ein Geschwür auf der durchsichtigen Haut bemerkt.

Bei heftigen Schmerzen Morgens und Abends 1 Morphiumpulver.

Beim Augentripper und in allen Fällen, wo auch nur der Verdacht auf einen solchen vorhanden ist, muss das noch gesunde Auge vollständig abgeschlossen werden, da es sonst auch der Krankheit und damit der Erblindung verfällt. Man fülle also über den geschlossenen Lidern die ganze Augenhöhle durch Charpie aus und halte letztere durch ein genau schliessendes Tuch oder Binde angedrückt. Dieser Verband wird möglichst selten und unter grosser Vorsicht erneuert.

Von dem erkrankten Auge entferne man alle Viertelstunde den Eiter durch Spülen und Wischen, mache in den ersten Tagen kalte später Chamillenthee-Umschläge.

Nachtblindheit.

Vorkommen: Im Gefolge des Scorbutes oder verursacht durch Blendung in Folge langen Hinblickens auf weite stark beleuchtete Wasser- oder Schneeflächen.

Kennzeichen: Die Patienten können nur bei hellem Tageslichte sehen, sind blind sobald die Dämmerung eintritt. In schweren Fällen können selbst helle, leuchtende Körper z. B. der Mond oder Laternen nicht gesehen werden und erscheinen auch wohl in anderen als den ihnen zukommenden Farben.

Behandlung: Ruhe der Augen unter absolutem Lichtabschlusse durch eine vorgelegte Binde und Absperrung in einen dunklen Raum für 36—48 Stunden. Bei scorbutischen oder sonst heruntergekommenen Individuen sorge man für gute kräftige Ernährung.

Bei neueinwirkenden Schädlichkeiten sind Rückfälle sehr häufig.

Scorbut.

Vorkommen: Der Scorbut zeigt sich am häufigsten auf Schiffen, welche sehr lange Fahrten machen, daher sein Vorkommen mit der Abkürzung der Seereisen durch die Dampfschiffe seltener geworden ist. Eine unzureichende oder einförmige stark salzige Nahrung, die Entbehrung frischen Fleisches und Gemüses spielen jedenfalls die Hauptrolle bei der Erzeugung desselben. Sehr begünstigend wirken aber auch gewisse atmosphärische Einflüsse, so z. B. lang andauernde feuchte Kälte, oder stagnirende wenig bewegte Luft wie beim Liegen unter der Linie. Endlich sind trübe Gemüthsstimmung und Langeweile, so wie auch übergrosse Strapatzen von übler Einwirkung.

Kennzeichen: Tage bis Wochen lang gehen dem Ausbruche der eigentlichen Krankheit vorher: trübe Stimmung und grosse körperliche Abgeschlagenheit, bleichschmutzige Gesichtsfarbe, Glieder- und Gelenkschmerzen. Dann tritt als erstes charakteristisches Zeichen die Veränderung am Zahnfleische auf, die Ränder desselben schwellen und wulsten sich, die Zähne werden lose, es entstehen leicht blutende Geschwüre, die einen schmutzigen stinkenden Eiter absondern. Gleichzeitig oder bald darauf findet man dann an den verschiedensten Körperstellen, besonders solchen, die irgend einem Drucke oder Reibung ausgesetzt sind, punkt-, streifen- oder flächenförmige Blutunterlaufungen der Haut, bis zur Bildung bluthaltiger Blasen, nach deren Platzen ein missfarbiges Geschwür hinterbleibt. An den Armen oder Beinen bilden sich besonders in den Gelenkbeugen und oft über grössere Strecken hin brettartige schmerzhafte Verhärtungen. Blutungen aus den verschiedensten Organen, dem Zahnfleische, der Nase, Magen, Darm und Nieren, vervollständigen endlich das Bild des schweren Scorbutes. In solchen Fällen gehen die Patienten nicht selten unter wassersüchtiger Anschwellung an Erschöpfung zu Grunde.

Behandlung: Ausgiebige Lüftung aller Wohn- und Schlafräume, gute Bekleidung, Anregung der Hautthätigkeit durch Waschungen und Bäder, ein mässiges Quantum Arbeit nebst Erheiterung durch gesellige Spiele, oder gegentheilig Ruhe nach vorausgegangenen Strapatzen, sind die besten Vorbeugungsmittel gegen den Scorbut, so wie die Vorbedingungen zu seiner Heilung. Hat man aber den Eintritt von Scorbut überhaupt zu fürchten oder ist derselbe gar schon ausgebrochen, so sorge man vor Allem für Abwechslung in der Nahrung. Anstatt stets Erbsen, Bohnen und Speck zu reichen, suche man Eier, frisches Fleisch und Gemüse zu beschaffen. Einen guten Ersatz bieten z. B. die neuerdings in Aufnahme gekommenen Conserven. Besonders zuträglich sind alle Kohlsorten, Rettig, Kresse u. dergl., dann Kartoffeln, Sauerkraut, Essiggurken, Senf und Zwiebeln. Zum Getränke gebe man Wein oder einen Zusatz von Cognac und ähnlichen Spirituosen zum Wasser. Kann man gutes Bier beschaffen, so ist dies jedem anderen vorzuziehen. Der Citronen-

und Orangensaft, so wie alle sauren Kernfrüchte geniessen den Ruf eines alt bewährten Heilmittels gegen den Scorbut, und auf langdauernde, mit vielen Strapatzen verbundene Seereisen sollte man nie ohne ein Quantum von dem in England vorschriftsmässigen lime juice ausgehen. (Ein Gemisch von Citronensaft mit Spiritus unter Oelabschluss aufbewahrt.) Derselbe wird zu 2—4 Esslöffeln täglich gebraucht.

Gegen das Mundleiden wende man Spülungen an mit einem Gemische von 1 Theil Essig oder Branntewein auf 6 Theile Wasser, oder eine Salbeiabkochung, der etliche Tropfen Haller-schen Sauers zugefügt sind. Bei Blutungen ist Alaun das beste Mittel.

Die schmerzhaften und blutunterlaufenen Hautstellen werden mit flüchtiger Salbe, Camphorspiritus u. dergl. sanft eingerieben.

Allgemeine Bluterkrankungen und ansteckende Krankheiten.

Es giebt eine Reihe von Krankheiten, welche durch ein auf irgend einem Wege in das Blut gelangendes Gift verursacht werden. Indem letzteres mittelst des Blutes alle Organe des Körpers durchkreist, entfaltet es seine schädlichen Wirkungen in der Art, dass ein acutes d. h. innerhalb weniger Wochen ablaufendes Allgemeinleiden entsteht, welches fieberlos ist oder meistens von sehr hohem Fieber begleitet wird. Mit Ausnahme des Wechselfiebers sind alle diese Krankheiten ansteckend d. h. befallen auch Denjenigen leicht, welcher mit dem Kranken selbst oder mit dessen Ausdünstungen oder Entleerungen in nähere Berührung gekommen ist. Mit seltenen Ausnahmen wird man indessen nur dann angesteckt, wenn man die betreffende Krankheit noch nicht durchgemacht hat. — Beim Wechselfieber und bei der Ruhr genügt es, dass man sich an dem Orte befindet, wo diese Krankheiten überhaupt herrschen, um von ihnen ergriffen zu werden, bei den übrigen Krankheiten dieser Art scheint immer erst der Verkehr mit einem Kranken die Ansteckung zu vermitteln. Durch die verschiedenartigsten Schädlichkeiten — besonders Erkältungen und Diätfehler — wird man für die Ansteckung empfänglicher. Bei allen diesen Krankheiten (mit Ausnahme des Wechselfiebers) muss man die Erkrankten sofort von den Gesunden sondern.

Gastrisches Fieber, Nervenfieber (Typhus).

Vorkommen: Ist nicht selten die Folge von schlechtem Trinkwasser besonders solchem, welches durch faulende Thier- und Pflanzenstoffe verunreinigt ist, oder nach der Einathmung schlechter Dünste oder endlich nach Ansteckung durch einen anderen Kranken.

Kennzeichen: Nachdem der Patient schon mehrere Tage lang über Mattigkeit, unruhigen Schlaf, Kopf- und Gliederschmerzen geklagt hat, stellt sich, besonders des Abends, stärkeres Fieber mit einem Pulse von 90—110 Schlägen ein. Es tritt dann gewöhnlich ein Frost auf, der Kopfschmerz und die nächtliche Unruhe nehmen zu, die Hinfälligkeit ist im Vergleich zur Kürze der Krankheit schon sehr gross. Der Appetit fehlt gänzlich, oft ist zuerst Uebelkeit und Erbrechen dagewesen, die Zunge ist dickbelegt. Der Stuhlgang, der Anfangs angehalten war wird nun dünnflüssig und erfolgt 3—6 mal in 24 Stunden.

Im günstigen Falle nehmen nun nach 10—14 Tagen alle diese Erscheinungen und vor allen Dingen das Fieber ab, so dass Genesung erfolgt in der 3. Woche, oder aber das gastrische Fieber geht über in das

Nervenfieber (Typhus).

Das Fieber steigert sich damit von Tage zu Tage, die Haut ist trocken, brennend heiss, die Zunge, deren Beleg geschwunden, wird trocken und rissig. Während die Kranken früher oft klagen, liegen sie jetzt theilnahmlos und unbesinnlich da, phantasiren auch am Tage oder murmeln unverständliches Zeug. Der Unterleib treibt sich stark auf und ist auf Druck empfindlich, der dünnflüssige Stuhlgang wird oft ins Bett gelassen, während die Patienten das Uriniren ganz vergessen. Der Puls verliert an Stärke, ist weniger deutlich zu fühlen und kann bis auf 120—130 Schläge steigen. So kann in der vierten Woche der Tod durch Erschöpfung eintreten oder aber es werden Lungenentzündungen, Darmblutungen, brandiges Durchliegen der Haut am Kreuze dem Kranken verderblich.

Behandlung: Man verordne strengste Diät, Anfangs nur kaltes Wasser, so viel gewünscht wird, dann sobald Esslust sich zeigt, dünne Suppen und sorge für möglichst viel frische Luft, wobei man Kälte durchaus nicht zu fürchten braucht. Erlauben es Jahreszeit und Witterung nur irgend, so liegen die Patienten am besten auf Deck unter einem Zelte, wenigstens Tags über. Gegen die Unruhe und Kopfschmerzen kalte Umschläge auf den Kopf. Ist länger als 2 Tage dauernde Verstopfung vorhanden, ein Kaltwasserklystier.

Dauert starkes Fieber länger als 8 Tage an, so wickle man den Kranken in ein mit kaltem Wasser reichlich getränktes Laken, welches auf einer wollenen Decke ausgebreitet ist. Darin bleibt er 5 Minuten lang liegen, worauf man ihn in ein zweites, ebenso bereitetes Laken legt. Diese Procedur wiederholt man 4 mal, so dass im Ganzen 20 Minuten darüber verstreichen, dann kommt er leicht abgetrocknet ins Bett zurück. Je nach der Höhe des Fiebers sind solche Einwickelungen 4 bis 6 mal in 24 Stunden anzuwenden. In der Zwischenzeit zwischen denselben werden Brust und Bauch mit einem dicken kalten Umschlage bedeckt gehalten. In allen Fällen hat man schon vom Beginn der Krankheit ab durch täglich zweimaliges Abwaschen der Kreuzgegend dem Durchliegen vorzubeugen, Röthet sich die Haut daselbst oder wird wund, so lege man den Patienten öfter auf die Seite und wende Compressen mit Bleiwasser an.

Vom Ende der zweiten Woche an müssen durch Fleischsuppen, dünnen Kaffee und etwas Wein die Kräfte unterstützt werden. In schweren Fällen kann man bis zu $^1/_2$ Flasche Wein in 24 Stunden verbrauchen lassen. Auch in der vollen Besserung sind feste Speisen noch längere Zeit hindurch zu umgehen.

Zeigt sich flüssiges Blut im Stuhlgange, so lasse man den Patienten absolut ruhig liegen, mache energische kalte Umschläge und vermeide wenigstens 8 Tage lang jede feste Nahrung. Dabei innerlich 3 bis 4 mal täglich eine Messerspitze Alaun.

Da in den von Nervenfieberkranken entleerten Kothmassen das Typhusgift enthalten ist, so muss man dieselben sofort beseitigen. Die benutzten Nachtgeschirre müssen jedesmal sofort aufs sorgfältigste gespült werden und sind täglich einmal mittelst der Chlormischung zu reinigen. Beschmutzung der Leib- und Bettwäsche ist thunlichst zu vermeiden; nie darf schmutzige Wäsche längere Zeit aufbewahrt, sondern sie muss sofort ausgewaschen werden.

Niemand ausser den pflegenden Personen darf mit dem Kranken verkehren und zu ersteren wähle man solche, welche das Nervenfieber schon einmal durchgemacht haben.

Ruhr (Dysenterie).

Vorkommen: Die Ruhr findet sich vorzugsweise in allen tropischen und subtropischen Gegenden bis zum 40. Breitengrade und tritt in grösserer Häufigkeit und Heftigkeit besonders im Sommer und Herbste auf. Sie befällt besonders solche Personen, die in Folge von Erkältungen, Diätfehlern oder Strapatzen leidend sind.

Kennzeichen: Anfangs ist oft nur eine mässige Diarrhoe vorhanden mit schneidenden Schmerzen im Leibe, sehr bald aber wird dieselbe stürmischer und ist dann mit Brennen im After und fast unaufhörlichem Stuhldrang verknüpft, so dass die Kranken genöthigt sind alle Augenblicke unter den heftigsten Schmerzen kleine Kothmassen herauszupressen. An die Stelle der wässrigen aber noch mit Kothbröckeln gemischten Flüssigkeit tritt dann reiner Schleim oder Eiter, häufig mit Beimengung von Blut. Auch die Urinentleerung geht oft schwer und nur unter Schmerzen von Statten. Fieberbewegungen, Appetit- und Schlaflosigkeit erzeugen so im Vereine mit den aufreibenden Schmerzen rasche Abmagerung und Kräfteverfall.

Diese leichteren Formen heilen in 10—14 Tagen mit Hinterlassung von Verdauungsschwäche für längere Zeit, schwerere tödten im Verlaufe von etlichen Wochen nachdem Benommenheit, Delirien und hochgradige Abmagerung eingetreten sind. Oder aber es ist das Bild von vornherein ein anderes, die Excremente werden schwarzmissfarbig, enthalten schmieriges Blut und verbreiten einen aashaften Gestank, die Zunge wird trocken, der Puls klein und rasch, Hände und Füsse kühl, das Bewustsein schwindet, kurz der Patient sieht einem schwer am Typhus Erkrankten ganz ähnlich.

In allen Fällen kann nach Ablauf der stürmischen Erscheinungen die Ruhr chronisch werden, d. h. die oben beschriebenen Diarrhoeen dauern in geringerer Häufigkeit Wochen und Monate lang an. Die Leute erholen sich nicht, bleiben blass und kraftlos, und können sich so Folgekrankheiten entwickeln, welche Jahre lange Qualen und Siechthum hinterlassen.

Behandlung: In Ruhrgegenden hüte man sich sorgfältigst vor Erkältungen und Diätfehlern. Besonders gefährlich sind: Morgen- und Abendnebel, kühle Nächte nach heissen Tagen, das Uebernachten am Lande. Ferner der Genuss von wässrigen und sauren Früchten, von Fluss- oder gar Sumpfwasser. Muss man sich eines solchen bedienen, so koche man es vorher oder filtrire es durch Kohle.

Was Reinlichkeit, Lüftung und Behandlung der Stuhlentleerungen anlangt, so verhalte man sich wie beim Nervenfieber angegeben, womöglich nur noch scrupulöser.

Jeder Ruhrkranke muss das Bett hüten und strenge Diät

halten, am besten nur schleimige und Wassersuppen geniessen. Statt Wassers nehme man irgend einen Thee, Reis- oder Brodwasser zum Getränk. Auf den Unterleib kommt ein alle 3 Stunden zu erneuernder Warmwasserumschlag. So lange in dem Stuhlgange sich noch harte Kothbröckel finden gebe man täglich $^1/_2$ Esslöffel Ricinusöl, ausserdem gegen die Schmerzen 3 mal täglich 10 Tropfen Opiumtinctur. Sind die Entleerungen sehr zahlreich und in allen höhern Graden von Ruhr, muss man grössere Gaben Opiums anwenden bis zu 6 und 8 Pulvern in 24 Stunden. Sehr nützlich erweisen sich zugleich kleine Klystiere (2 bis 6 Esslöffel voll) von Stärkekleister oder Leinsamenthee mit je 15 Tropfen Opiumtinctur. Bei stärkeren Blutungen oder auch abwechselnd mit jenen Klystieren, solche von ganz kaltem Wasser.

Selbst bei rasch erfolgender Besserung muss die Diät noch lange Zeit eine ganz strenge bleiben, Appetitlosigkeit und leichte Diarrhoe mit den Magentropfen und Colomboextract bekämpft werden.

Bei der chronisch gewordenen Ruhr verordne man eine Leibbinde, Suppendiät und Rothwein. Innerlich Colomboextract, von Zeit zu Zeit ein Opiumpulver und alle Tage ein Wasserklystier, in welchem $^1/_4$ bis $^1/_2$ Theelöffel voll Alaun gelöst ist.

Cholera und Gelbfieber.

Da die Behandlung dieser beiden Krankeiten eine sehr schwierige und doch wenig fruchtbringende ist, so sollen im folgenden nur einige Schutzmassregeln gegen dieselben aufgeführt werden. Die besonderen mit diesen Erkrankungen verbundenen Beschwerden behandle man nach den bei den Magenkrankheiten und der Diarrhoe angegebenen Grundsätzen.

Cholera.

Vorkommen: Die Cholera erlischt nie in Vorderindien (Bengalen), von wo aus sie ihre Streifzüge über die ganze bewohnte Erde beginnt.

Verhalten: Man vermeide jeden Verkehr mit Cholerakranken und entferne sich möglichst rasch von dem betreffenden Orte oder Stadtviertel. Ohne die gewohnte Lebensweise zu ändern, hüte man sich doch ängstlich vor Erkältungen, Diätfehlern und Ueberanstrengungen. Ferner benutze man nie fremde Abtritte, besonders nicht solche in Wirthshäusern und an anderen öffentlichen Orten. Jede eintretende Diarrhoe werde sorgfältigst behandelt mit Bettruhe, warmem Verhalten, Diät und Opium. Die Erkrankten sondere man von den Gesunden ab und behandle die Entleerungen, die Wäsche und Krankenräume wie beim Nervenfieber angegeben.

Gelbfieber.

Vorkommen: Erlischt fast nie in Westindien, auf den grossen Antillen, in der Gegend von New-Orleans bis Charleston, in Westafrika (Sierra Leone), woselbst es besonders während der heissen Regenzeit (Mai bis October auf den Inseln und August bis November auf dem Festlande) haust. Es zeigt sich fast nur in den Städten, besonders den Küsten- und Hafenstädten, und hier wieder vorzugsweise in den schmutzigen, engen an den Hafen grenzenden Quartieren. Es kann sich daselbst auf einzelne Strassen, ja Häuser (z. B. Wirthshäuser) begrenzen. Jede Seuche erlischt mit eintretendem Froste.

Auf Schiffen wird es meist eingeschleppt, doch kann es auch in denselben entstehen, wenn ein Schiff mit schlechtem Kielwasser, faulendem Holze oder gewissen Ladungen befrachtet in die Gelbfieberregion kommt. Oft bricht, nach dem Verlassen eines Gelbfieberhafens, die Krankheit erst auf hoher See aus.

Besonders leicht befallen werden neu Hinüberkommende, um so leichter je kräftiger und gesunder sie sind, und aus je kühleren Klimaten sie stammen. Längerer Aufenthalt im Lande, oder solcher während einer Seuche daselbst gewährt meistens, das Ueberstehen des Fiebers selbst immer Schutz gegen die Krankheit. Eingeborene werden selten befallen und um so seltener, je dunkler ihr Hautfarbe ist.

Demnach beobachte man Folgendes:

In der heissen Regenzeit vermeide man notorische Gelbfieberhäfen. Keinenfalls besuche man sie zu dieser Zeit mit Schiffen aus zu altem, oder zu jungem grünen Holze, oder mit solchen, welche Kohlen, Zucker oder frisches Holz führen. Das Kielwasser werde öfter ausgepumpt und durch Einpumpen frischen Wassers gereinigt. Als Ballast nehme man keinen Sand, sondern Feld- oder Backsteine. Man wähle die Mannschaft aus Einheimischen und älteren mehr „trockenen" nicht vollsaftigen Leuten. Man ankere endlich möglichst weit draussen, lösche in 5—8 Tagen längstens und halte sich nicht lange, etwa auf Fracht wartend, im Hafen auf.

Zu aller schweren Arbeit müssen lieber Eingeborene anstatt der Mannschaft benutzt werden, letztere ist in jeder Beziehung zu schonen, besonders auch beim Löschen und beim Hinauslegen des Schiffes. Dieselbe darf auch nicht ans Land, besonders nicht in die Hafenviertel und Matrosenkneipen. Man suche durch Zerstreuungen, Zeitungen, Extrarationen den Aufenthalt auf dem Schiffe so angenehm wie möglich zu machen. Nie darf das Schiff einen Gelbfieberhafen verlassen ohne mindestens Einen, der Schiffsführung Kundigen an Bord zu haben, welcher als Eingeborener oder früher schon Erkrankter vor dem Gelbfieber sicher ist.

Durch Waschen, Ventiliren und Räucherungen (mit Essig oder Pulververpuffen) müssen alle Schiffsräume aufs Scrupulöseste rein erhalten werden. Erkrankt einer, so isolire man ihn, lasse ihn durch Solche, die vor der Krankheit sicher sind, pflegen und womöglich sofort ans Land in ein Spital schaffen. Alle die von ihm benutzten Effecten sind zu vernichten.

Ist man genöthigt, Gelbfieberkranke zu behandeln, so gebe man leichte Suppen, bekämpfe die Magenerscheinungen mit Brausepulver, etwas Opium und Hautreizen, die eintretende Schwäche mit Spirituosen, Einreibungen und heissen Kruken.

Wechsel- oder Sumpffieber (Malaria).

Vorkommen: Auf der ganzen Erde, in den schwereren Formen vorzugsweise in Westindien, Südamerika und der Westküste Afrikas.

Diese Krankheit steckt nicht von Person zu Person an, dagegen befällt sie oft viele Leute gleichzeitig, weil dieselben sich den gleichen Schädlichkeiten (schlechten Dünsten) ausgesetzt haben.

Kennzeichen: Ein bis dahin Gesunder wird plötzlich vom Fieber befallen mit $^1/_2$ bis 3stündigem Schüttelfrost. Demselben folgt starke trockene Hitze und Kopfschmerzen mit einer Dauer von 2 bis 4 Stunden und dann Abfall des Fiebers unter starkem Schweisse und Entleerung eines trüben, einen lehmigen Satz fallen lassenden Urines. Ein solcher Anfall tritt dann zur selben Zeit am folgenden, oder jeden dritten, seltener jeden vierten Tag wieder ein. In der Zwischenzeit herrscht völliges Wohlbefinden.

Verweilt man nun am Fieberorte ohne entsprechende Behandlung, so erlöschen nach mehrwöchentlichem Bestehen die stärkeren Fieber unter zunehmender Blässe, Abmagerung und Verdauungsstörungen. Endlich sind Schwellungen der Leber und Milz nebst Wassersucht die Folge.

In den schweren Formen treten anstatt des dritten, vierten oder fünften Fieberanfalles sehr schwere Erscheinungen auf. Heftige Delirien mit Krämpfen und Bewusstlosigkeit, oder tiefe Ohnmächten mit verschwindendem Pulse und Athmung, blauer Färbung und Kälte der Glieder.

Solche Zufälle sind ausserordentlich gefährlich. Nach einmaligem Auftreten schwinden sie meist noch, kehren sie dann aber zum 2. oder 3. Mal wieder, so tödten sie in der Regel.

Behandlung: Um dem Fieber zu entgehen, beobachte man ganz die bei der Ruhr angegebenen Vorschriften. Besonders schädlich sind noch: starke körperliche Arbeit und die directe Einwirkung grosser Sonnenhitze.

Sobald man au 2 bis 3 Anfällen das Fieber erkannt hat, gebe man in der fieberfreien Zeit, 4 spätestens 3 Stunden vor dem nächst zu erwartenden Anfalle 5 Chininpulver in einer Dosis. Bleibt derselbe darnach aus, so gebe man das gleiche Quantum noch an den beiden nächstfolgenden Fiebertagen, andernfalls steige man auf 7 bis 10 Pulver. Kann man den Fieberort nicht verlassen, so müssen noch 14 Tage lang an den früheren Anfallstagen je 4 Pulver genommen werden.

In den schwereren Formen und bei solchen, wo zwischen den Fieberanfällen ein kranker, fieberhafter Zustand nachbleibt, kann man häufig den Fieberanfall nicht abwarten, sondern muss ungesäumt grössere Dosen reichen, z. B. 3 mal täglich 5—10 Pulver und ausserdem vor der Zeit des nächst erwarteten schweren Anfalles eine grosse Dosis von 10—20 Pulvern. Denn es kommt dann alles darauf an, den nächsten vielleicht tödtlichen Ausbruch hintan zu halten.

Kann der Patient nicht schlingen, oder wird das Chinin wieder ausgebrochen, so gebe man es in kleinen Klystieren von Wasser gelöst, und zwar 5—10 Pulver zu einem Klystier. Demselben füge man etwas Haller'sches Sauer zu, auf je 5 Pulver 1 Tropfen.

Bei chronischem Siechthum ist Entfernung vom Fieberorte und längerer Chiningebrauch unerlässlich.

Masern, Scharlach und Pocken.

Auch diese 3 Krankheiten gehören zu den ansteckenden, auf einem in das Blut gelangten Gifte beruhenden. Letzteres verbreitet sich von Person zu Person durch die Ausdünstungen der Erkrankten, und kann sich an Kleidungsstücke und andere Gegenstände heften, mittelst deren dann noch nach Wochen und Monaten Ansteckung bewirkt werden kann.

Sie haben das Eigenthümliche, unter dem Bilde eines Hautausschlages oder einer Hautentzündung zu verlaufen.

Masern.

Kennzeichen: Die Patienten haben leichtes Fieber, mit abwechselnder Hitze und Frösteln, dabei rothe, thränende, gegen Licht empfindliche Augen, Schnupfen und Husten. Nach 3 Tagen meistens zeigt sich dann unter rasch zunehmendem Fieber ein feinpunktirter dunkelrother Ausschlag, der im Gesichte beginnt und von da den ganzen Körper überzieht. In den folgenden 3 Tagen erreichen alle Erscheinungen, das Fieber, die Hautröthe, der Husten ihren Höhepunkt, um dann unter Erblassen der Haut ziemlich plötzlich wieder zu schwinden. Weiterhin wird die Haut unter Abstossung Kleien ähnlicher Schuppen rauh. Nicht selten bleibt noch längere Zeit Husten nach.

Behandlung: Die in der Regel ziemlich unschuldige Krankheit bedarf nur der allgemeinen Behandlung des Fiebers, Diät, kühles Verhalten, Regulirung des Stuhlganges. Die Augen schütze man vor grellem Lichte und mache bei stärkerer Entzündung derselben energisch kalte Umschläge. Bei grossem Durst und sehr heisser trockener Haut gebe man 3 mal täglich 5 Tropfen Haller'sches Sauer und reibe den Patienten am ganzen Körper Morgens und Abends mit Speck ab.

Solange die Abschuppung und der Husten dauert, ist Zimmeraufenthalt anzuempfehlen. Zumal aus dem Husten nach Masern nicht selten Schwindsucht hervorgeht.

Scharlach.

Kennzeichen: Diese Krankheit setzt sehr heftig ein, mit Frost, Fieber, grosser Unruhe und Kopfschmerzen und sehr bald klagen die Patienten auch schon über Halsschmerzen und Schmerzen beim Schlucken. Nach wenigen Tagen bricht dann eine gleichmässige, glatte, lichte Röthe aus, zuerst am Halse, von da rasch den ganzen Körper mit Ausnahme des Gesichtes überziehend. 4 bis 6 Tage lang dauert dann die Krankheit in ganzer Heftigkeit an, endlich erblasst die Haut, das Fieber schwindet und nach 8 oder 14 Tagen schuppt sich die Haut in grossen Flatschen ab.

Nicht selten tödtet der Scharlach durch das hohe Fieber, oder indem die Halsentzündung zur brandigen Bräune wird, durch Entzündung des Herzens und der Lungen. Nach scheinbarer vollständiger Genesung folgt ihm endlich, bisweilen nach 2—3 Wochen, allgemeine Wassersucht. Doch ist selbige nicht sehr gefährlich.

Behandlung: Im Allgemeinen wie bei den Masern und beim Fieber überhaupt. Ist aber das Fieber mehrere Tage hindurch sehr hoch, bekommen dabei die Kranken eine trockne Zunge, werden sehr hinfällig und benommen, so vertausche man die Speckabreibungen mit kalten Einwicklungen und Umschlägen, wie sie beim Nervenfieber beschrieben.

Die Halsentzündung erfordert in den ersten Tagen Gurgeln mit kaltem, dann mit Alaunwasser, dauernde Athemnoth mit Erstickungsanfällen ein Brechmittel. Gegen zurückbleibende Halsanschwellung Warmwasserumschläge. Während der ganzen Abschuppungsperiode ist Vorsicht im ganzen Verhalten geboten, tritt Wassersucht ein, so suche man Schweiss zu erregen durch warme Bäder und Einwicklungen, führe gelinde ab durch Ricinusöl oder Rhabarber und lasse etliche Tage lang Wacholderbeerenthee trinken.

Pocken (Blattern).

Kennzeichen: Die Krankheit beginnt mit einem starken Frost oder öfterem Frösteln, dem unmittelbar sehr starke Fieberhitze folgt. Heftige Kopfschmerzen, Uebelkeiten, dick belegte Zunge, besonders aber quälende Kreuz- und Rückenschmerzen, sind weiter die Erscheinungen, welche den Patienten in den nächsten 3 Tagen belästigen. Am 3. oder 4. Tage bemerkt man zuerst im Gesicht rothe Stippchen, die sich dann rasch auf den ganzen übrigen Körper verbreiten, so dass derselbe schon nach weiteren 2 bis 3 Tagen vollständig damit übersät ist. Damit tritt ein gewisser Nachlass des Fiebers ein und besseres Befinden. Die Stippen waren mittlerweile zu kleinen Knötchen geworden, deren Spitze am 3. bis 4. Tage nach ihrem Erscheinen ein wasserhelles Bläschen trägt, während die Umgebung einen kreisförmigen rothen Hof zeigt. Je schwerer die Erkrankung, desto dichter gedrängt stehen die Bläschen, so dass endlich nicht nur die rothen Kreise, sondern die Bläschen selber fast in eins verfliessen. Am 9. Tage nach Beginn der Krankheit steigt dann das Fieber wieder an, die Bläschen werden gelbeitrig, die zwischenliegende Haut dunkelroth und geschwollen, die Augen sind entzündet, das Schlucken und Kauen schmerzhaft, Heiserkeit und Husten meistens vorhanden, bis endlich am 11. bis 13. Tage die Bläschen vertrocknen, sich mit Krusten bedecken, und nun alle Erscheinungen nachlassen.

Die leichteren Formen verlaufen in 10—14 Tagen, schwerere brauchen 3—4 Wochen. In den letzteren sind Zustände wie beim schweren Typhus, Blutungen aus verschiedenen Organen, Entzündungen edler Theile nicht selten und führen oft zum Tode.

Behandluug: Ist die allgemeine des Fiebers. Sobald sich die Pocken im Gesichte zeigen, bedecke man dasselbe mit kalten Umschlägen, besonders auch die entzündeten Augen. Gegen die Halsschmerzen Spülungen und Gurgeln mit Salbeithee, dem auf 1 Tasse 20 Tropfen Opiumtinctur zugefügt sind. Bilden sich später die Krusten, unter denen sich der Eiter verheilt, so lege man Lappen mit Oel oder Ceratsalbe auf und darüber warmen Verband. Oft müssen tief sitzende Eiterungen mit der Lanzette eröffnet werden. Bei Erstickungsanfällen ein Brechmittel.

Sobald es der Magen irgend erlaubt, reiche man kräftige flüssige Nahrung und etwas Wein.

Die Absperung aller Gesunden kann nicht streng genug durchgeführt werden; ist es möglich so impfe man alle sofort wieder. Die von Pockenkranken benutzten Gegenstände müssen ausgekocht oder im Backofen geglüht und stark gelüftet werden.

Hautkrankheiten.

Rose (Rothlauf).

Vorkommen: Meistens liegen atmosphärische Schädlichkeiten zu Grunde. Die Rose kann alle Körperstellen befallen, am häufigsten ist die des Kopfes. Die zu Wunden hinzutretende ist besonders gefährlich.

Kennzeichen: Hohes Fieber mit auffallend starken Magenbeschwerden und dick belegter Zunge eröffnet die Scene. Bald darauf bemerkt man an dem betreffenden Körpertheile eine hellrothe, leicht geschwollene Stelle, die sich ohne deutliche Grenzen von der Umgebung abhebt. Der Kranke hat ein Gefühl von Spannen und Brennen daselbst. In den nächsten 3—4 Tagen nimmt die Röthe und Spannung noch mehr zu, dann erblasst die Haut und schuppt sich leicht ab. Mittlerweile aber hat sich die Röthe nach allen oder vorzugsweise einer Seite hin weiter verbreitet, die Rose kriecht weiter. An Stellen, wo die Haut sehr locker anliegt (z. B. den Augenlidern, den Geschlechtstheilen), ist die Spannung und Schwellung meist eine ganz enorme. Häufig sieht man auch Blasen aufschiessen, wie nach einem Fliegenpflaster.

Für gewöhnlich überzieht die Rose nur das Glied, welches sie befiel, z. B. den Kopf bis zum Anfange des Halses und dauert dann 8—14 Tage. Sie kann aber auch über den ganzen Körper wandern und mehrere Wochen währen. Die letztere Form ist recht gefährlich, wegen des lange andauernden hohen Fiebers, die Kopfrose wird es bisweilen durch hinzutretende Gehirnentzündung.

Behandlung: Das Fieber ist nach allgemeinen Grundsätzen zu behandeln. Nur wenn dasselbe sehr hoch ist, die

Kranken gar zu unruhig und schlaflos sind, gebe man gegen Abend 8 Chininpulver mit 1 Morphiumpulver. Die befallenen Stellen werden mit Mehl bestreut und Watte darüber gebreitet, oder bei sehr schmerzhafter Spannung mit Umschlägen von Bleiwasser bedeckt. Im Gesicht und an den Augen empfiehlt es sich mehr, Läppchen mit feinem Oel oder Ceratsalbe aufzulegen.

Bei der Wanderrose müssen, trotz bestehenden Fiebers, die Kräfte durch gute Nahrung und etwas Wein unterstützt werden. Dauert starkes Fieber länger als 10 Tage an, so behandle man es mit kalten Einwicklungen wie sie beim Typhus angegeben.

Hitzausschlag (Rother Hund).

Vorkommen: Besonders unter den Tropen in Folge übergrosser Hitze.

Kennzeichen: Ohne Fieber und sonstige Störungen erscheinen auf der Haut eine Menge kleiner rother Pünktchen oder Stippen, die ein sehr lästiges Brennen und Prickeln verursachen.

Behandlung: Kalte Bäder und Waschungen, so oft dadurch die unangenehmen Empfindungen dauernd gemildert werden. Sonst weicht dasselbe am besten dem Betupfen mit Spiritus oder Branntewein, Einpudern von Mehl und Fetteinreibungen.

Flechtenausschläge.

Dieselben zeigen sich als Knötchen oder Bläschen, welche zur Bildung entweder grosser nässender Stellen oder mit Borken bedeckter Geschwüre oder endlich schuppiger trockener Verhärtungen führen.

Im letztgenannten Falle reibe man 2 mal täglich eine Salbe ein, die durch das Vermischen von 1 Theil Theer mit 1 Theil Fett oder Oel dargestellt ist.

Borkige oder nässende Stellen müssen dauernd bedeckt gehalten werden durch Lappen mit Oel oder Ceratsalbe, welche mit Flanell niedergebunden worden. Vor jeder Erneuerung — 2 mal täglich — des Verbandes reinige man die Theile mit Seifenwasser.

Krätze.

Starkes Jucken an gewissen Körperstellen, auf welchen man bei genauem Zusehen einzelne ganz kleine Knötchen und eitrige Bläschen bemerkt. Das Jucken steigert sich besonders Nachts in der Bettwärme. Jene Stellen sind: die Finger, die Gelenkbeugen, der Unterleib, die Geschlechtstheile, das Gesäss. Nie das Gesicht.

Behandlung: Nach einmaligem energischen Abwaschen aller juckenden Theile mit Schmierseife, reibt man in dieselben 2 mal am Tage von der Jasserschen Salbe ein und lässt den Kranken völlig entkleidet zwischen wollenen Decken liegen. Dies geschieht 3 Tage lang. 8 Tage später ein Bad und Abreiben mit Seifenwasser. Kleidung und Bettwäsche muss mit siedendem Wasser ausgekocht werden.

Anstatt der Jasser'schen Salbe kann man auch Styrax oder Peruvianischen Balsam anwenden.

Hülfeleistungen beim Scheintod in Folge von Unglücksfällen.

Ertrinken.

Belebungsversuche müssen stets angestellt werden, wenn nicht der Körper längere Zeit (länger als $^1/_2$ Stunde) unter Wasser gelegen hat. —

Behandlung: Man entkleide den Patienten sofort, reinige den Mund von Schlamm und Wasser mittelst der Finger, ziehe die Zunge stark vor und halte sie vor dem Munde fest. Darauf wird der Schlund mit dem Finger, die Nase mit einer Feder gekitzelt, um Niesen und Würgbewegungen hervorzurufen. Gleichzeitig werden die Glieder von unten gegen den Körper zu gerieben mit trockenen, rauhen Tüchern, endlich der Kranke durch heisse Krucken und Einwicklung gehörig erwärmt. —

Scheinen aber Athmung (und Herzschlag) nahezu oder ganz erloschen, so halte man sich nicht mit jenen Versuchen auf, sondern suche vorerst dieselbe künstlich zu beleben. Dies geschieht auf folgende Weise (die Zunge muss dabei vorgezogen bleiben):

Ein Gehülfe übernehme den Kopf, ein zweiter — falls er vorhanden — die Beine. Man dreht nun den Patienten so, dass er auf Gesicht und Bauch zu liegen kommt, während die Brust durch ein festes Polster unterstützt ist. Dann wird er sofort auf die Seite bis nahezu an die Rückenlage wieder zurückgewälzt. Die Gehülfen müssen diesen Bewegungen genau folgen. Nach wenigen Augenblicken dreht man dann wiederum auf das Gesicht und in gleicher Weise auf den Rücken zurück. Dieses Manöver muss im Tempo von 15 bis 18 Malen per Minute ausgeführt werden.

Eine andere Methode ist noch einfacher, da sie ohne Gehülfen ausführbar ist.

Der Scheintodte liege lang ausgestreckt auf dem Rücken. Hinter ihm knieend ergreift man nun die Arme, sie dicht oberhalb der Ellenbogen fassend, und führt sie unter mässig kräftigem Anziehen aufwärts bis über den Kopf, im nächsten Augenblicke darauf rasch nach abwärts seitlich neben den Brustkasten. Letzterer wird nun mittelst der an ihn gedrängten Arme nachdrücklich für ein paar Secunden zusammengepresst.

Darauf ziehe man die Arme wieder in die Höhe und wiederhole das ganze Manöver im oben angegebenen Tempo.

Auf diese Weise wird es oft gelingen Athmung und Puls

wieder in Gang zu bringen, durch Senfteige, Reiben und Erwärmen kann man dann nachhelfen. Sobald der Patient schlucken kann, werden Hoffmannstropfen, ein heisser Grog und dergl. mehr gereicht.

In allen Fällen aber ist die Belebung der Athmung das Wichtigste und Unentbehrlichste.

Ebenso hat man sich zu verhalten bei Scheintodten durch Erdrosselung oder Erstickung. Nach Erstickung durch Kohlendunst muss man oft Stunden lang für Unterhaltung der Athmung sorgen. Kurze kalte Uebergiessungen in kräftigem Strahle mit folgendem Reiben sind hier ebenfalls recht dienlich, In ganz schweren mache man, besonders wenn das Gesicht sehr gedunsen und bläulich verfärbt ist, einen Aderlass und entleere $1^1/_2$ bis 2 Biergläser voll Blut.

Aeusserliche Krankheiten, Wunden und Verletzungen.

Quetschungen (Contusionen).

Quetschungen der Weichtheile durch Stoss, Schlag oder Fall führen oft zu rasch entstehender Schwellung durch Bluterguss. Es entsteht dann entweder eine kugelig umschriebene oder gleichmässig über grössere Strecken sich verbreitende Geschwulst. Ist letztere nicht sehr bedeutend, so wird sie unter gelb-grün-blauer Verfärbung der Haut aufgesaugt. In einzelnen Fällen aber und bei starkem Blutergusse folgt Eiterung in der Tiefe unter Fieber, Hitze, Röthung und klopfenden Schmerzen.

Behandlung: Sofort und in den nächsten Tagen energische Kälteanwendung durch Kaltwasser- oder Eisüberschläge. Sehr zweckmässig ist es, am 2. bis 3. Tage dem Wasser von dem Bleiextract zuzumischen. Kommt es dann nicht zu Entzündungserscheinungen, so gehe man nach etlichen Tagen zu Einreibungen über, mit Campherspiritus und dergl. Es werden dadurch auch am besten nachbleibende Steifigkeiten der Theile beseitigt. Zeigen sich aber die obengenannten Zeichen der Eiterung, so passen besser feuchtwarme Umschläge mit Wasser oder Warmverband, und man muss dann durch Eröffnung mit der Lanzette dem Eiter einen Ausweg verschaffen, sobald sich an irgend einer Stelle die Geschwulst röthet und zuspitzt.

Die daraus entstehende Wunde erhalte man feucht und bedeckt durch Compressen mit warmem Wasser, welche zugleich den Eiter aufsaugen. Versiegt letzterer mehr und mehr, so genügt ein Läppchen mit Oel oder Ceratsalbe.

Eiternde Wunden und Geschwüre.

Ein Geschwür nennt man jeden Substanzverlust der Haut oder der Haut mitsammt tieferer Theile, in welchem Eiter gebildet wird. Somit ist jede, längere Zeit hindurch eiternde Wunde ein Geschwür. Ausserdem aber entstehen Geschwüre im Gefolge verschiedener Krankheiten, z. B. Scorbut, Syphilis, Pocken, sowie vieler der auf den folgenden Seiten besprochenen Zufälle.

1. Gutartige Geschwüre.

Sind wenig oder gar nicht schmerzhaft, der Eiter ist gelb, rahmig und ohne Geruch, die umgebende Haut nicht geröthet oder angeschwollen. Bald sieht man auf dem Grunde und an den Rändern rothe Fleischwärzchen aufschiessen, welche den Substanzverlust ausfüllen und zur Narbe werden.

Behandlung: Eine Leinencompresse mit lauem Wasser getränkt und mit Flanell oder Pergamentpapier bedeckt ist der beste Verband. Man erneure ihn nicht öfter als die Durchtränkung mit Eiter es erfordert (2—4 mal in 24 Stunden etwa). Wird die Eiterabsonderung spärlich, so kommt es nur noch darauf an, die rothe Wundfläche feucht und von der Luft abgeschlossen zu halten durch ein Läppchen mit Oel oder Ceratsalbe. Zweimal täglich reinige man die Theile mit Wasser. Zögert das Erscheinen der Fleischwärzchen, sieht das Geschwür schlaff, nicht fleischroth aus, so verbinde man mit Chamillenthee, höchstens für etliche Tage mit der Wundsalbe, welche einen stärkeren Reiz und Eiterbildung bedingt. Ueberwuchern sie endlich die Geschwürsränder (sogen. wildes Fleisch), so bestreiche man sie jeden 3. Tag ganz leicht mit dem Höllensteinstifte. Bluten dieselben bei jeder Bewegung oder beim Berühren, so ist der Alaun (1 Theelöffel voll auf $^1/_2$ Flasche Wasser) ein treffliches Mittel.

2. Entzündete Geschwüre.

Die Umgebung solcher Geschwüre ist geschwollen und geröthet, schmerzhaft, der Eiter dünnflüssig, spärlich, nicht selten von schmutziger Farbe und übelriechend. —

Behandlung: Das Wichtigste ist absolute Ruhe des leidenden Theiles, resp. des ganzen Körpers. Zum Verbinden wähle man eine Mischung von 20 Tropfen Bleiextract auf 1 Glas Chamillenthee. Bessert sich dabei die Eiterung und das Aussehen des Geschwüres nicht, so lege man darüber noch warmen Verband.

Sorgfältiges Abspülen der Wundfläche mit lauem Wasser muss 2 mal täglich vorgenommen werden.

3. Fressende Geschwüre.

Fressende Geschwüre nennt man diejenigen, welche bei entzündeten Rändern, schmierigem Belag des Grundes und stinkender dünner Absonderung, durch Zerfall der Umgebung sich vergrössern.

Behandlung: Im Allgemeinen wie die der entzündeten Geschwüre. Als gute Verbandmittel empfehlen sich ausserdem folgende: Mischung von $^1/_2$ Chamillenthee mit $^1/_2$ Rothwein, oder eine Abkochung von Chinarinde (1 Theelöffel voll mit 2 Tassen Wasser $^1/_2$ Stunde gekocht und dann durchgeseiht), endlich Rothwein dem wenige Tropfen Campherspiritus zugefügt sind.

Sind die Patienten elend und heruntergekommen, (z. B. bei Syphilis und Scorbut), so nähre man sie mit kräftigen Speisen und gutem Wein.

Brand.

Ist nicht selten die Folge tiefer Hautentzündungen; kommt ausserdem vor nach Zerquetschungen und Zerreissungen, Verbrennungen und Erfrierungen.

Kennzeichen: Es kann brandig werden entweder nur die Haut, oder die Haut mitsammt aller Weichtheile bis auf den Knochen, oder endlich ein ganzes Glied. Die Haut verfärbt sich, wird dunkelblaugrün bis schwarz, hie und da schiessen mit schmutziger Flüssigkeit gefüllte Blasen auf. Trotz der bestehenden heftigen Schmerzen sind die verfärbten Theile dennoch ganz unempfindlich gegen Berührung und Nadelstiche, bluten auch nicht. In der Folge trocknen sie nun entweder ein, zu lederartig zähen schwarzen Massen, oder aber sie zerfallen unter aashaftem Gestank und jauchiger Absonderung zu einem schmierigen Brei. Besonders im letzteren Falle ist hohes Fieber vorhanden. —

Gehen nun die Patienten nicht vorher unter Erscheinungen wie bei schwerem Nervenfieber zu Grunde, so stossen sich nach 8 bis 14 Tagen die abgestorbenen Massen unter Eiterung los und es hinterbleibt ein gutartiges Geschwür.

Behandlung: Dieselbe ist zu leiten wie die bei den fressenden Geschwüren angegebene. Sollte sich späterhin der Eiter unter dem festen Schorfe verhalten, so durchschneide man letzteren mit der Scheere, vorsichtig, damit keine lebenden (blutenden) Theile verletzt werden. —

Verbrennungen.

1. Leichte Grade: Röthung, Anschwellung und Blasenbildung. Heilung unter geringer, oberflächlicher Eiterung.

2. Schwere Grade: Ganze Hautstrecken sind weiss und unempfindlich, und sterben später brandig ab. Oder aber sie erscheinen sofort vollständig schwarz und verkohlt. In beiden Fällen erfolgt starke Eiterung. In der Umgebung so stark verbrannter Stellen finden sich in der Regel noch die leichteren Grade. —

Behandlung: Man steche etwa vorhandene Blasen an und bedecke dann die ganze geröthete Stelle mit einem in Leinöl getauchten Lappen, der mit Watte niedergebunden und nur 1 mal täglich gewechselt wird. Ein gutes Mittel ist auch Oel, dem soviel gepulverte Kreide zugesetzt wird, dass eine dickliche Flüssigkeit entsteht, oder rohe zerquetschte Kartoffeln. Will man die Schmerzen der ersten Tage durch Kälte bekämpfen, so ist es am besten den ganzen Theil in ein Gefäss mit kaltem Wasser zu legen, da Ueberschläge sich zu rasch erwärmen. Vorzuziehen ist eine Dosis Morphium oder Opium.

Eintretenden Brand behandle man entsprechend. Die meist sehr stark wuchernden Fleischwärzchen müssen bei Brandwunden sehr frühzeitig und häufig mit Höllenstein bestrichen werden.

Erfrierungen.

Vorübergehende Erfrierungen einzelner Theile. Dieselben werden weiss und gefühllos, dann (besonders wenn rasche Erwärmung verursacht wird) unter Jucken und Prickeln bläulichroth und geschwollen. Bleibende blaurothe Anschwellungen (Frostbeulen) behandle man mit Umschlägen von Essig, Einreibungen von Terpenthin oder Camphorspiritus, falls die Haut nicht wund ist (keine Geschwüre da sind).

Bleiben nach einer Erfrierung einige Stellen weiss und unempfindlich, schiessen gar Blasen auf, so hat man das Eintreten von Brand zu befürchten. —

Endlich kann ein ganzes Glied abfrieren und dem Brande verfallen oder gar allgemeine Erstarrung, Tod oder Scheintod die Folge sein. —

Behandlung: Stets, besonders aber in den zuletzt erwähnten Fällen, erwärme man sehr allmählich, anfangs durch kalte Umschläge oder Baden in ganz kaltem Wasser oder Waschen mit Schnee (wobei der Brüchigkeit der Theile halber grosse Vorsicht nöthig ist) im ungeheizten Raume. Solange bis die Theile geschmeidig werden und die Empfindung wiederkehrt, wozu es oft mehrerer Stunden bedarf. Allmählich kann man dann zu trockenen Abreibungen und solchen mit Camphorspiritus übergehen. Künstliche Belebung der Athmung, reizende Klystiere mit kaltem Wasser, endlich lauwarme Getränke, sind oft fernerhin nothwendig.

Treten zu rasche Erwärmung, Blutandrang und Schmerzen in den betreffenden Theilen ein, so sind wiederum ganz kalte Umschläge erforderlich. Arme oder Beine, die dunkelblauroth werden und schwellen, bringe man in starke Hochlage durch Aufhängen oder das Unterschieben hoher Polster.

Brand und Geschwürsbildung behandle man ganz wie in anderen Fällen. —

Abscesse (Eiterhöhlen).

Vorkommen: Abscesse gehen hervor aus Entzündungen des Unterhautgewebes, oder der an vielen Körperstellen daselbst eingebetteten Drüsen, oder endlich tiefer gelegener Theile. In der Axelhöhle und Hüftbeuge vereitern die Drüsen nicht selten in Folge einer Entzündung, die von kleinen Verletzungen der Hand oder des Fusses sich dorthin fortpflanzt. Ausserdem sind Abscesse häufig: in der Umgegend des Afters, in den Brüsten (bei Frauen), in der Unterkinngegend und am Halse. Krankheiten, in deren Verlaufe sich besonders oft solche zu Abscessen führende Entzündungen einstellen, sind: der Typhus, die Pocken, Scharlach und Rose.

Kennzeichen: Eine harte umschriebene Geschwulst, über der die Haut meistens geröthet erscheint und welche bei Druck oder Bewegungen sehr schmerzhaft ist. Dann erweicht dieselbe. während die Schmerzen stärker werden und einen klopfenden Charakter annehmen, und dem untersuchenden Finger bietet sich das Gefühl dar, als drücke er auf eine in der Tiefe sitzende, schlaff mit Wasser gefüllte Blase.

Behandlung: Sobald man an dem letztgenannten Zeichen erkennt, dass Eiter vorhanden ist, mache man einen Einstich an der Stelle, welche am weichsten, schmerzhaftesten und stärksten vorgewölbt ist.

Ohne durch Druck nachhelfen zu wollen, lasse man sich den Eiter entleeren und lege, falls die Umgegend noch sehr verhärtet ist, Warmverband auf. Für gewöhnlich genügen in warmes Wasser getauchte Compressen.

Furunkel (Schweinsbeulen, Blutschwären).

Vorkommen: In Folge von Unreinlichkeit der Haut, schlechter Nahrung und nach schweren Krankheiten. Sie sitzen am häufigsten am Nacken, Rücken und am Gesässe.

Kennzeichen: Eine zuckerhutähnliche, sehr harte Anschwellung, auf welcher die dunkelrothe Haut unverschiebbar ist. Schmerzen und Spannung sind auffallend stark. Nach etlichen Tagen wandelt sich die Spitze zu einem gelben Punkte um, und unter Eiterung aus der Tiefe wird dort endlich ein ziemlich fester gelber Pfropf ausgestossen. Es hinterbleibt in Folge dessen ein tiefes kreisrundes Geschwür. Sobald der Pfropf heraus ist, schwillt die Umgebung ab und wird schmerzlos.

Behandlung: Kleinere Furunkel (etwa bis zur Grösse

eines Fünfgroschenstückes) bedecke man mit einem Stück Gummipflaster, wodurch sie vor Druck und Reibung geschützt werden und rascher erweichen. Grössere verbinde man mit Warmverband und spalte sie sobald sich gelbe Verfärbung oder Erweichung in der Mitte bemerkbar macht durch einen $^1/_4$—$^1/_2$″ langen Schnitt.

Carbunkel (Brandbeule).

Ein entzündeter Knoten, den man sich als aus mehreren gedrängt stehenden Furunkeln gebildet denken kann. Dem entsprechend bilden sich eine ganze Menge der oben geschilderten Pfröpfe, und hat man dann nach deren Ausstossung eine siebartig durchlöcherte Fläche vor sich. Die Nachbartheile sind in weiter Ausdehnung geschwollen, geröthet und enorm gespannt. Die Patienten fiebern.

Carbunkel von grossem Umfange, z. B. dem eines halben Handtellers führen nicht selten in Folge der starken Spannung zu brandigem Zerfalle der Haut und können die Befallenen an Eiterfieber und Blutvergiftung zu Grunde gehen. Ist letzteres nicht der Fall, so bildet sich ein tiefes Geschwür, aus dem sich noch längere Zeit hindurch gelbe und missfarbige Fetzen abstossen.

Behandlung: Ohne die Erweichung der Geschwulst oder Eiterbildung abzuwarten und besonders in allen Fällen, wo die Spannung eine sehr bedeutende ist, spalte man dieselbe mit 2 sich rechtwinklig kreuzenden Schnitten, welche bis in die gesunde Haut hineinreichen und je nach der Höhe der Geschwulst bis zu $^1/_4$ und $^1/_2$ Zoll tief dringen müssen. So lange die starke folgende Blutung dauert mache man kalte Umschläge und gehe dann zu Warmverband über.

Fingerentzündung (Aak, Dorn, Wurm).

Kommt sehr häufig vor, besonders bei Leuten, welche schwere körperliche Arbeit verrichten und dicke schwielige Haut an den Händen haben. —

Sie befällt vorzugsweise die letzten Fingerglieder und sitzt verschieden tief, entweder dicht unter der Haut oder in den Sehnen oder gar in der Knochenhaut. Charakteristisch ist: der ausserordentlich heftige Schmerz, welcher jede Ruhe und Schlaf raubt und den klopfenden Charakter hat, die gleichmässige, elastisch sich anfühlende Schwellung des Gliedes und die starke Functionsstörung. Die Patienten sind unfähig, die Hand überhaupt zu gebrauchen. Die bedeckende Haut ist leicht geröthet. — Wird nicht frühzeitig eingeschritten, so gesellt sich oft Entzündung der Hand, ja des Armes bis zu den Axeldrüsen hinauf dazu, welche ausgedehnte Eiterungen oder die Bildung mehrfacher Eiterhöhlen zur Folge haben kann. Andere unangenehme Zufälle sind, wenn nach endlichem Aufbruche der Schwellung sich das Zellgewebe, Sehnen und selbst ganze Knochen unter Eiterung losstossen. In solchen Fällen bleiben Verunstaltungen und Steifheiten der Finger zurück.

Behandlung: Man mache schon am 3. oder 4. Tage einen Einstich, sobald nämlich heftige, die Nachtruhe störende Schmerzen vorhanden sind. Nur beobachte man die Regel, mit einem Bleistifte oder ähnlichen stumpfspitzigen Instrument sich vorher sehr genau die schmerzhafteste Stelle auszusuchen, die oft auf einen ganz kleinen Fleck begränzt ist, und sie durch einen Dintestrich zu bezeichnen. Man lasse dann die Hand mit dem Rücken flach auf den Tisch legen, greife mit der eigenen linken fest in die Handfläche des Patienten, und steche vom Körper wegschneidend, bis nahe auf den Knochen ein. Absolute Ruhe des ganzen Vorderarmes im Armtuche und die Bedeckung der Wunde mit Warmverband sind fernerhin erforderlich.

Je früher man einsticht und dem Eiter einen Ausweg verschafft, desto weniger hat man das Auftreten einer an der Hand und am Arme hinaufkriechenden Entzündung zu befürchten. Ist eine solche aber erfolgt, so lege man den Arm recht hoch und wende energisch Kälte an. Vermuthet man an irgend einer Stelle Eiter, so muss man dort sogleich einen Einstich machen. Den Eiterabfluss darf man nie durch Drücken oder Streichen befördern wollen. —

Verwundungen.

1. Schnitt- und Hiebwunden, d. h. solche mit glatten, nicht gequetschten Rändern, können in wenigen Tagen ohne Eiterung heilen, falls die Wundränder genau aneinandergefügt werden. Dies geschieht bei kleineren, etwa $^1/_2$ bis $1^1/_2$ Zoll langen Wunden durch Heftpflasterstreifen, grössere nähe man, wenn sie stark klaffen, lieber zu. Durch solche Vereinigung wird auch am leichtesten die Blutung gestillt, falls dies nicht vorher durch kalte Umschläge oder festes Aufbinden einer Leinencompresse geschehen ist. Eine in kaltes Wasser getauchte Compresse diene zum Verbande in den ersten Tagen und werde später durch ein Läppchen mit Oel oder Ceratsalbe ersetzt, vorzüglich wenn Neigung zum Eintrocknen und zur Krustenbildung sich zeigt. Ueberhaupt merke man, dass alle frischen Wunden am besten mit süssem Wasser verbunden werden, dass alle reizenden Salben, Arnicatinctur und dergl. nur schaden. Wenn später während der Eiterung sich Krusten und Schorfe bilden, so ist die Aufgabe die, durch den Verband solches zu verhüten und die Wundfläche feucht und von der Luft abgeschlossen zu erhalten. Dazu dienen Lappen, die in Oel getränkt oder dick mit milder Ceratsalbe bestrichen sind, und mit einem Stücke irgend eines nichts annehmenden Stoffes (Watte, Flanell, Pergamentpapier etc.) niedergebunden werden. —

Etwa eingelegte Nähte werden spätestens am dritten Tage entfernt. Schwillt aber etwa schon vorher die Umgebung der Wunde an, wird sie heiss und schmerzhaft, so müssen sie herausgezogen werden, weil dann Eiterung in der Tiefe eingetreten ist.

2. Quetschwunden, d. h. solche, welche durch die heftige Einwirkung eines stumpfen Instrumentes, oder durch Fall oder

Zerreissung entstanden sind, unregelmässige nicht glatte Ränder zeigen, nähe man niemals. Höchstens darf man versuchen ein allzu starkes Klaffen durch Pflasterstreifen zu vermindern. Verunreinigungen durch Sand und dergl. müssen durch Spülen sehr sorgfältig entfernt werden. Im Uebrigen behandle man sie wie die gutartigen Geschwüre. —

3. Stichwunden. Sind desshalb gefährlicher als viele andere Wunden, weil das stark in die Tiefe dringende Instrument leicht wichtige Organe verletzt, ferner auch weil bei nachfolgender Eiterung, wegen der Enge des Wundkanales, Eiterverhaltung, Entzündung und Eiterfieber entsteht. Bei der Behandlung kann es desshalb nöthig werden, die äussere Wundöffnung mit der Lanzette zu erweitern oder Einstiche in der Umgebung zu machen. Gleich nach der Verletzung forsche man sorgfältig, ob etwa ein fremder Körper (Messerklinge z. B.) in der Tiefe stecken geblieben, um denselben sofort ausziehen zu können. Behufs der Untersuchung würde es sogar erlaubt sein, den kleinen Finger in die Wunde einzuführen.

Wundblutungen.

1. Das Blut dringt wie aus einem Schwamme hervor, man bemerkt kein Spritzen einzelner Gefässe oder nur ganz dünner, die nur einen Strahl von etwa der Dicke eines Zwirnsfadens liefern. Hier genügen: die Anwendung kalter Ueberschläge, oder der Druck einer Compresse, einer Charpie- oder Leinenkugel oder des Stickschwammes, welche Materialien mit einer das Glied von unten auf einhüllenden Binde mässig fest aufgepresst erhalten werden und etliche Stunden liegen bleiben. Endlich das einfachste Mittel, die genaue Vereinigung durch Pflaster oder Naht.

Betreffs Anzahl der zu legenden Nähte merke man, dass deren auf jeden Zoll Wunde 3 bis 4 genügen, 4 bei starkem Klaffen und Spannung. — Absolute mehrtägige Ruhe des verletzten Gliedes ist für Hintanhaltung weiterer Blutung sowie guter Heilung ganz nothwendig.

2. Das hellrothe Blut spritzt stossweise in einem vom Herzen weggerichteten Strahle hervor, oder man sieht starkes Pulsiren des sich in der Tiefe rasch ansammelnden Blutes.

Sofort greife man mit dem Finger in die Wunde, suchend die am stärksten blutende Stelle zuzuhalten. Befindet sich nun die Wunde am Arme oder Beine, so lasse man darauf das Hauptgefäss (an der Innenseite des Oberarmes und in der Mitte der Hüftbeuge) gegen den Knochen andrücken. Die Blutung steht dadurch und es ist nun möglich die Wunde zu reinigen und zu sehen, ob sich ein grösseres durchtrenntes Gefäss entdecken lässt. Ein solches würde man dann nämlich mit der Pincette fassen, 1—2 Linien weit vorziehen und einen Faden darum legen lassen, den man mit doppeltem Knoten schürzt. Das eine Ende wird dicht am Knoten abgeschnitten, das andere lange neben der Wunde mit Pflaster befestigt. Nach 10—14 Tagen lässt sich an ihm der gelöste Knoten herausziehen.

Ist es unmöglich das getrennte Gefäss zu fassen, so führe man mittelst der krummen Nadel einen Faden möglichst knapp darunter durch um dasselbe herum, und knote in gleicher Weise wie oben gesagt über der Haut, oder in der Wunde. Der grosse Nachtheil bei dieser sogen. Umstechung ist, dass man andere Gewebe, z. B. Nerven mit zusammenschnürt. —

Aetzende Substanzen vermögen, in eine Wunde gebracht, allerdings eine Blutung zu stillen, haben aber Entzündung und Eiterung zur Folge. Das Einpressen einer mit Alaun dick bestreuten Wattekugel oder das Eingiessen von Terpenthin, reizen dann fast noch mehr als das Glüheisen, welches weit wirksamer ist. Es genügt, ein weissglühendes Eisen wenige Secunden lang auf die möglichst gut abgetrocknete blutende Stelle zu drücken. Die Umgebung der Wunde muss aber dabei durch aufgelegte nasse Tücher vor der strahlenden Wärme geschützt sein.

Stets versuche man vorher dadurch der Blutung Herr zu

werden, dass man einen Druckverband anlegt. Die Wunde und deren nächste Umgebung werde mit Charpiekugeln ausgefüllt, darüber kommt eine dicke Compresse und endlich eine Binde, welche das ganze Glied von unten auf umhüllt. Nach 3 bis 6 Tagen können meist Binde und Compresse entfernt werden, das Uebrige wenn es durch die folgende Eiterung locker geworden ist.

Kopfwunden.

Wunden der behaarten Kopfhaut nähe man niemals, sondern beschränke sich auf Zusammenziehen mit Pflaster, nachdem im ganzen Umkreise die Haare vollständig abrasirt sind. Eine Wassercompresse, vom 4. Tage ab ein Salbenläppchen zum Verband. Späterhin eintretende Eiterverhaltung muss durch Auseinanderziehen der Wundränder und Spülen mit lauem Wasser, wenn nöthig durch Einstich mit der Lanzette beseitigt werden. Jede Kopfverletzung erheischt mehrtägige Enthaltung von schwerer körperlicher Arbeit und Schutz vor Erkältungen; Bettruhe aber falls der Knochen entblösst oder gar zersplittert in der Tiefe der Wunde zu entdecken war. Kopfrose und Gehirnentzündung sind bei schlechtem Verhalten nicht selten die Folgen von selbst ganz unbedeutenden Verwundungen.

Brust- und Unterleibswunden.

Solche sind häufig dadurch sehr gefährlich, dass innere Organe (Lunge, Leber, Darm, Netz) verletzt worden sind oder sogar ein Stück eines solchen Organes in die Wunde nach aussen vorfällt. Unter allen Bedingungen aber ist schon die blosse Eröffnung der Brust- oder Unterleibshöhle ein gefährlicher Zufall, weil er mit seltenen Ausnahmen Entzündung dieser Theile zur Folge hat.

Ist in der Wunde ein Stück eines inneren Organes sichtbar, so säubere man es durch Spülen mit lauem Wasser von etwaigen Verunreinigungen, und dränge es dann sanft wieder zurück. Die Wunde muss darauf mit dichtliegenden Nähten und darübergelegten Pflasterstreifen sehr genau vereinigt werden. Absolute Ruhe ist fernerhin nothwendig, bei der Unterleibswunden muss sofort Opium gegeben werden (wie bei Unterleibsentzündung vorgeschrieben) und ein kalter Umschlag auf den Bauch kommen. Führen Lungenverletzungen in Folge von innerer Blutung zu Erstickungsnoth, so mache man falls das Leben dadurch bedroht erscheint, einen Aderlass.

Gelenkwunden.

Sind, falls sie ein grösseres Gelenk betreffen, stets gefährliche Verletzungen, sowohl diejenigen, durch welche das Gelenk eröffnet worden ist, als auch die, welche bis in die unmittelbare Nähe eines solchen dringen. Um so gefährlicher, je grösser das Gelenk ist. Auch im günstigsten Falle bleibt oft genug Steifheit zurück.

Behandlung: Nach genauer Vereinigung der Wunde durch Pflaster und Naht, stelle man das Gelenk absolut fest durch einen Schienen- oder Kleisterverband, in welchem sich eine Oeffnung (Fenster) für die Wundstelle befindet. Finger-, Hand-, Knie- und Hüftgelenk müssen in gestreckter Stellung befestigt werden, der Fuss im rechten Winkel zum Unterschenkel, der Ellenbogen ebenfalls im rechten Winkel gebeugt. — Anfangs kalte Umschläge und Eis, später, wenn es zur Bildung von Eiter kommen sollte, Sorge für gute Entleerung desselben und Reinlichkeit sind fernerhin nothwendig. Bei tiefdringenden Wunden darf der Verband erst nach vollendeter Heilung derselben entfernt werden. Sollte wirkliche Gelenksentzündung folgen, was man aus der Anschwellung, den sehr heftigen Schmerzen und Fieber erkennen wird, so ist Ruhe in einem nicht schnürenden Verbande, Kälte und Linderung der Schmerzen durch Morphium oder Opium die Hauptsache.

Unblutige Verletzungen der Gelenke und Knochen.

Bei allen Verletzten halte man an der Vorschrift fest, stets vor Entblössung und Untersuchung des betreffenden Gliedes, durch an den Patienten gerichtete Fragen ein Bild von der Natur der Verletzung zu gewinnen (was für eine Gewalt eingewirkt habe und wie stark, ob der verletzte Theil noch gebraucht werden konnte u. s. w.). Man wird dann den Fall nicht bloss besser beurtheilen können, sondern auch dem Patienten Schmerzen und Insultationen ersparen. Endlich versäume man bei Verrenkungen oder Brüchen nie, den kranken Theil mit dem gleichnamigen der gesunden Seite zu vergleichen.

Verstauchungen und Quetschungen der Gelenke.

In Folge von übermässiger Spannung, Erschütterung oder Zerrung eines Gelenkes kann dasselbe so schmerzhaft und geschwollen werden, dass man meint, es mit einem Bruch oder einer Verrenkung zu thun zu haben. Allein bei blosser Verstauchung bleiben die Gelenkenden der Knochen in ihrer natürlichen Lage zu einander, alle normalen Bewegungen sind noch ausführbar, wenn auch unter starken Schmerzen. Eine Verstauchung hat also nur: Schmerz und Anschwellung zur Folge. Letztere ist entweder sofort vorhanden (durch Blutergiessung in's und um's Gelenk) oder entsteht im Verlaufe der nächsten Stunden.

Jede Verstauchung und Zerrung, besonders aber die des Fuss-, Knie- oder Hüftgelenkes, ist sehr sorgsam zu behandeln, da anderenfalls aus denselben Monate und Jahre dauernde Gelenksentzündungen hervorgehen können.

Behandlung: Absolute Ruhe des ganzen Gliedes und Umschläge mit Eis oder kaltem Wasser sind unumgänglich nothwendig. Ist stärkere Schwellung vorhanden, so sorge man für feste Lagerung auf und zwischen Kissen, nimmt dieselbe aber nicht mehr zu oder gar ab, so mache man einen Kleisterverband, der 8 Tage bis 3 Wochen liegen bleibt, vor Ablauf dieser Zeit nur erneuert wird, falls er locker wird oder drückt. Ist endlich jegliche Schwellung verschwunden, so kann man eine etwa zurückgebliebene geringe Schmerzhaftigkeit mit Einreibungen von Branntewein, Camphorspiritus und dergl. behandeln. Der Gebrauch des Gliedes ist aber nicht eher zu gestatten, als bis es ganz schmerzlos auf Druck und Bewegungen sich erweist.

Verrenkungen.

Unter Verrenkungen versteht man solche Verletzungen, bei denen eine Gelenkkapsel einreisst, der Gelenkkopf des einen der beiden Knochen durch den Riss hindurchschlüpft, sich also von der Gelenkpfanne des zweiten entfernt. Er stemmt sich dann an einen anderen ausserhalb des Gelenkes befindlichen Knochen an, und wird in dieser Stellung durch den Zug der Muskeln und Bänder festgehalten.

Demgemäss findet man nach Verrenkungen Folgendes:

Die Form des Gelenkes ist verändert.

Der verrenkte Theil nimmt eine bestimmte, feste Stellung ein, die durch mässigen Zug oder Druck nur wenig verändert, jedenfalls nicht in die normale zurückgeführt werden kann.

Dem entsprechend können auch die normalen Bewegungen weder vom Patienten, noch passiv ausgeführt werden.

Das verrenkte Glied ist länger oder kürzer als das der gesunden Seite.

Gleich nach der Verletzung gelingt die Wiedereinrichtung in der Regel, nach Tagen oder Wochen nicht mehr. Dieselbe wird herbeigeführt dadurch dass:

1) der dem Rumpfe näher liegende Knochen durch Gehülfen festgehalten wird (Gegenzug),

2) der entfernter liegende angezogen wird (Zug),

3) gleichzeitig ein directer Druck auf das Gelenk ausgeübt und gewisse Drehungen mit ihm vorgenommen werden, wodurch der Gelenkkopf der Gelenkfläche wieder zugeführt wird.

Gelingt die Einrichtung, so vernimmt man ein knackendes oder krachendes Geräusch und die normale Stellung und Beweglichkeit ist sofort wieder hergestellt.

Je nach der Grösse des Gelenkes muss das Glied dann für 14 Tage bis 4 Wochen festgestellt werden. Stärkere Anschwellungen bekämpfe man mit Kälte.

Verrenkung des Unterkiefers.

Ursache: Uebermässiges Oeffnen des Mundes z. B. beim Gähnen.

Kennzeichen: Der weit offen stehende Mund kann nicht geschlossen werden, das Kinn springt stark vor. Bei einseitiger Verrenkung ist der Mund schief auf eine Seite gedreht.

Einrichtung: Man lege die Daumen auf die hintersten Backzähne beider Seiten und drücke mittelst derselben den hinteren Theil des Unterkiefers nach unten und gleichzeitig nach hinten. Sehr wichtig ist, dass der Kopf des Patienten durch einen Gehülfen gut festgehalten werde. In den nächsten 8 Tagen muss das Kinn durch ein Tuch nach oben gehalten. das Kauen und Sprechen untersagt werden.

Verrenkung des Armes am Schultergelenk.

Ursache: Fall auf die Schulter oder starker Zug am ausgestreckten Arme.

Kennzeichen: Der Oberarm ist verlängert, steht in einem Winkel von etwa 40 Grad vom Rumpfe seitlich ab und lässt nur geringe Verschiebungen aus dieser Stellung zu, kann weder erhoben, noch auch an die Seitenfläche der Brust angelegt werden. Die Schulterhöhe ist abgeflacht, die Axelhöhe durch den dort fühlbaren Gelenkkopf etwas ausgefüllt. Oder aber man findet letzteren weiter nach vorn dicht unter dem Schlüsselbeine, und dann ist der abstehende Ellenbogen zugleich etwas nach hinten gerichtet.

Behandlung: Der Patient sitze auf einem Stuhle.

Gegenzug: Ein Gehülfe fixirt die Schulter durch Herabdrücken derselben mittelst seiner vorn und hinten flach aufgelegten Hände, die Daumen oben auf der Schulter. Ein zweiter, auf der gesunden Seite stehend den Rumpf durch ein breit um die Brust gelegtes Handtuch, mit welchem er vom kranken Arme wegzieht.

Zug: Am verrenkten Arme in der Richtung, in welcher derselbe steht, durch einen dritten Gehülfen, der dicht über dem Ellenbogen anfasst.

Mit einer Hand umgreife man darauf den Oberarm in der Mitte und leite ihn unter gleichmässigem starken Anziehen der Gehülfen bis zur Horizontale in die Höhe. Gelingt dies so leite man, mit dem Daumen der anderen Hand in die Axelhöhle greifend und den Kopf in der Richtung auf die Gelenkfläche zudrückend, den Arm rasch gegen den Rumpf wieder hinunter.

Eine in ähnlicher Weise wirkende Methode ist folgende:

Der Patient liege lang ausgestreckt auf der Erde und zwar auf dem gesunden Arme. Neben demselben auf einem Stuhle stehend ergreife man dann den kranken Arm dicht über dem Handgelenke, ziehe denselben langsam in die Höhe, dadurch den ganzen Körper etwas von der Erde lüftend. In dieser Haltung führt man darauf mit dem Patienten einige pendelnde Bewegungen oder Schwingungen aus, bis man das Einschnappen des Gelenkes wahrnimmt.

Im Nothfalle kann man endlich auch noch von einem dritten Verfahren Gebrauch machen:

Der Patient sitzt auf der Erde und wird von dem einen Gehülfen gehalten, der andere erhebt den kranken Arm unter gleichmässigem Anziehen über die Horizontale hinaus bis zur senkrechten Höhe. Mit dem Daumen der linken Hand drücke man nun in die Axelhöhle den Gelenkkopf nach oben, gleichzeitig den mit der rechten gefassten Oberarm unter starkem Zuge rasch herabführend und gegen die Seitenfläche der Brust drängend.

Ist die Einrenkung gelungen, so wird der Oberarm mit einem breiten Tuche an den Rumpf gebunden, der Vorderarm durch ein dreieckiges Armtuch unterstützt. Vom 14. Tage ab mache man täglich einigemale leichte Bewegungen, und kann man dann auch das tragende Tuch bald entfernen.

Verrenkung des Vorderarmes im Ellenbogengelenke.

Ursache: Fall auf den gestreckten Arm.

Kennzeichen: Meistens findet man die beiden Vorderarmknochen nach hinten verrenkt, so dass ihre oberen Enden an der hinteren Seite des Ellenbogengelenkes einen Vorsprung bilden, während die Ellenbeuge ausgefüllt ist durch das untere Ende des Oberarmes. Allerdings kann nun diese Gestaltveränderung verdeckt sein durch starke Anschwellung der Weichtheile, allein dann fehlen doch folgende Kennzeichen niemals:

Die Strecke von der Ellenbeuge bis zum Handgelenke ist am kranken Arme um 1—2 Zoll kürzer als am gesunden.

Der Arm steht in gestreckter oder leicht gebeugter Stellung fest und setzt einer stärkeren Beugung den grössten Widerstand entgegen.

Im Vorderarme und der Hand ist Gefühl von Kriebeln und Taubheit vorhanden.

Behandlung: Zug und Gegenzug lässt man am Vorder- und Oberarm in der Weise ausüben, dass dadurch eine möglichst vollkommene Geradstreckung des ganzen Armes erfolgt. Zur selben Zeit übe man von der hinteren Seite einen Druck aus auf die nach hinten vorspringenden Vorderarmknochen und suche den Vorderarm rasch gegen den Oberarm zu beugen.

Ist die Einrichtung unter deutlichem Krachen erfolgt, so stellt man den Vorderarm in rechtwinkliger Beugung zum Oberarm durch einen Verband fest, welcher 14 Tage lang liegen bleibt. Nach Ablauf dieser Zeit muss man anfangen Einreibungen und leichte passive Bewegungen zu machen, um bedeutendere Steifheit hintanzuhalten.

Verrenkungen der Finger.

In Folge eines Falles auf die Finger und übermässiger Streckung derselben verrenken die letzten Glieder bisweilen, hauptsächlich aber der Daumen, in der Art, dass das obere Ende des verrenkten Knochens auf die Rückseite des dem Körper näher liegenden geschoben wird.

Die Stellung der Theile zu einander lässt die Verrenkung leicht erkennen, und ebenso leicht erfolgt die Einrichtung durch starkes Anziehen. Eine kleine Schiene auf der Rückseite des Fingers mit Heftpflasterstreifen befestigt, sichert die Heilung, zu der es 10 bis 14 Tage bedarf.

Verrenkung des Oberschenkels im Hüftgelenke.

Kommt selten und nur durch die Einwirkung einer sehr bedeutenden Gewalt zu Stande.

Kennzeichen: Die Verrenkung des Oberschenkels zeigt zwei ganz verschiedene Bilder, je nachdem der Gelenkkopf nach hinten oder nach vorn auf's Becken sich verschiebt.

1) Der Schenkelkopf ist nach hinten unter das Gesäss gerutscht:

Der Oberschenkel steht schräg nach innen gedreht, so dass sein Knie an oder auf das Knie der gesunden Seite gedrängt ist. Er steht in dieser Stellung fest, der Art, dass er wohl noch etwas weiter über den gesunden Schenkel hinübergebeugt, aber nicht gestreckt und in seine natürliche Lage zurückgeführt werden kann. Das ganze Bein ist verkürzt, so dass die Zehen des kranken Fusses mitten auf dem Rücken des gesunden ruhen und die Ferse nach aussen, anstatt nach hinten sieht. Die Hinterbacke ist stärker gewölbt als die der gesunden Seite.

Behandlung: Der Kranke liege platt auf der Erde.

Gegenzug: Ein Gehülfe drückt das untere Rumpfende fest gegen den Boden mit seinen beiderseits auf den Beckenknochen aufgelegten Daumenballen, ein zweiter zieht nach dem Kopfe des Patienten zu an einem breiten Tuche, welches unter dem Damm her zwischen den Geschlechtstheilen und dem kranken Schenkel heraufgeführt ist.

Zug: Durch ein oder zwei Gehülfen in der Richtung des kranken Schenkels, also über das gesunde Bein hinüber. Sie halten den Oberschenkel dicht oberhalb des Kniegelenkes mit den Händen oder mittelst umgeschlungener Tücher. Der Zug muss sehr kräftig aber gleichmässig ausgeübt werden.

Während dies geschieht, umgreife man an der äusseren Seite des Patienten knieend den Oberschenkel so, als wolle man ihn in die eigene Axelhöhle drücken. Dann drehe und wende man ihn stark nach aussen, wodurch er also, falls die Einrichtung gelingt, in die richtige Stellung, gestreckt, neben das gesunde Bein zu liegen kommt. Die Gehülfen müssen vorher angewiesen sein, diesen Bewegungen genau zu folgen.

2) Der Schenkelkopf ist nach vorn in die Hüftbeuge gerutscht.

Man findet in diesem Falle in der Hüftfalte eine leichte Verwölbung. Der Oberschenkel ist nach aussen gespreizt und gedreht, das ganze Bein gleichsam nach aussen umgefallen, so dass der innere Fussknöchel (Enkel) nach vorn anstatt nach innen sieht, die kleine Zehe fast den Boden berührt. Das Bein ist etwas verlängert, und man kann es weder in die normale Stellung neben das gesunde drängen, noch auch nach innen drehen.

Behandlung: Aehnlich der im vorhergehenden Falle mit Zug in der Richtung des verrenkten Schenkels, nur dass man dann anstatt nach aussen, das Bein nach innen dreht und wendet.

Mit zusammengebundenen Knieen muss der Patient darauf 4 Wochen lang das Bett hüten.

Verrenkung der Kniescheibe.

Eine Verrenkung der Kniescheibe kommt hie und da vor, und zwar in der Weise, dass dieselbe an die äussere oder an die innere Seite des Kniegelenkes gleitet und sich daselbst anstemmt. Die Verletzung ist leicht als solche zu erkennen, ebenso die Einrichtung nicht schwierig.

Man versuche das Bein gerade zu strecken (indem dasselbe in der Regel leicht gebeugt steht), gleichzeitig die Kniescheibe gegen die Vorderfläche des Gelenkes zu drückend. Es werde nach geschehener Einrenkung ein bis zur Mitte des Ober- wie des Unterschenkels reichender Kleisterverband angelegt. Nach 8 Tagen kann man in demselben den Patienten Gehversuche machen lassen.

Verrenkung des Unterschenkels im Kniegelenke.

Ist sehr selten und kommt nur in Folge bedeutender Gewalteinwirkung zu Stande. Der Gelenkkopf des Unterschenkels rutscht nach hinten oder nach vorn.

Kennzeichen: Das Bein ist verkürzt, der Dickendurchmesser des Kniees von vorn nach hinten vergrössert, in der Kniekehle sowie auch vorn fühlt man die vorspringenden Knochenenden, das Bein zeigt im Knie eine winklige Knickung etwa in der Form eines Bajonnets.

Behandlung: Die Einrichtung gelingt leicht unter Zug und Gegenzug in der Richtung der Längsaxe des Beines und directem Drucke auf die Gelenkenden. Absolute Feststellung des Kniees durch einen Schienen- oder Kleisterverband für etliche Wochen, in den ersten Tagen Behandlung der Quetschung mit Kälte ist dringend nothwendig.

Verrenkung des Fussgelenkes.

Kommt in den verschiedensten Formen vor, gleichzeitig sind aber meistens Brüche kleiner Knochen der Fusswurzel vorhanden. Die Erkennung, richtige Beurtheilung und Einrichtung ist schwierig, letztere sogar gefährlich, wenn Knochenbrüche da sind oder gar nur eine Verstauchung mit starker Schwellung vorliegt. Man beschränke sich also in der Behandlung darauf, durch Kälte und Ruhe die Entzündung zu bekämpfen, und fixire durch einen Kleister- oder Schienenverband den Fuss in einer möglichst brauchbaren Stellung, d. h. im rechten Winkel zum Unterschenkel. Dann kann der Patient, selbst wenn Steifheit des Gelenkes zurückbleiben sollte, doch wenigstens mit der Sohle auftreten.

Knochenbrüche.

Allgemeines über dieselben.

Die Knochen können brechen, quer, schief oder unter Bildung mehrerer Splitter. Ist über einem Knochenbruche die Haut unverletzt, das umgebende Fleisch nicht gequetscht, so heilen die Bruchenden — falls sie durch einen Verband in genauer Berührung erhalten werden — ohne Eiterung wieder zusammen durch Ausschwitzung einer später verknöchernden Masse. Dringt aber eine Wunde bis in die Nähe der Bruchstelle, so tritt Eiterung ein, welche nicht nur die Heilung in Frage stellt, sondern oft genug für das Leben des Verletzten gefährlich wird. Brüche in unmittelbarer Nähe eines Gelenkes haben oft Entzündung desselben zur Folge, indem sich z. B. Risse bis in das Gelenkende hineinerstrecken.

Die Bruchenden werden durch den Zug der Muskeln meistens stark aneinander verschoben, so dass sie sich z. B. kreuzen, ja es kann unter Umständen das eine spitze Bruchende in die andere Bruchfläche hineingetrieben und festgekeilt werden.

Schmerz, Bluterguss, Quetschung und Anschwellung haben die Knochenbrüche mit anderen Verletzungen, z. B. Verstauchungen und Verrenkungen, gemein. Maassgebend für das Vorhandensein eines Bruches ist nur Folgendes:

Die Form des Gliedes und seine Stellung ist verändert, nicht wie bei den Verrenkungen dadurch, dass das ganze Glied eine veränderte Richtung zeigt, sondern dadurch, dass es zwischen den betreffenden zwei Gelenkenden gebogen oder abgeknickt erscheint.

Innerhalb dieser Strecke ist eine abnorme Beweglichkeit vorhanden, der Knochen lässt sich nach allen Seiten biegen.

Bei den Versuchen eine solche Biegung zu veranstalten fühlt oder hört man ein Knirschen oder Krachen, durch Reibung der Knochenenden aneinander erzeugt.

Meistens ist das gebrochene Glied verkürzt.

Die Function ist hochgradig gestört, mehr als bei Verrenkungen. Der gebrochene Arm kann nicht erhoben werden, auf dem Beine ist das Stehen nicht mehr möglich.

Ist starke Anschwellung zugegen oder sind die Bruchenden in einander eingekeilt, so können alle diese Erkennungszeichen im Stiche lassen. In derartigen Fällen behandle man bei Verdacht auf einen Bruch die Verletzung so, als liege ein solcher vor.

Behandlung: Durch mässig starken Zug und Gegenzug in der Längsrichtung des Gliedes suche man demselben die natürliche Form wieder zu geben, die Bruchenden aneinander zu passen. Man kann dies durch directen Druck auf letztere befördern. Mittelst eines geeigneten Verbandes erhalte man sie dann einige Wochen lang in dieser Stellung.

Ist ein Bruch verknüpft mit starker Quetschung der Weichtheile (dadurch z. B. dass ein schwerer Gegenstand das Glied direct traf) und Anschwellung, so bringe man für die ersten Tage das Glied durch untergeschobene und seitlich angebundene lange Kissen in eine möglichst gesicherte normale Stellung und mache Umschläge mit kaltem Wasser oder Bleiwasser. Nimmt die Schwellung nicht mehr zu oder gar ab, oder aber war von Anfang an keine bedeutende vorhanden, so lege man sofort einen Verband an. Zu demselben bedient man sich der Holzschienen, die man nach der Länge und Form des Gliedes (am gesunden der anderen Seite abgemessen) schneidet, mit einer Dicke von 2 Linien etwa für die Arme, $^1/_2$ bis $^3/_4$ Zoll für die Beine. Dieselben müssen dann dick gepolstert werden, mit Watte, Werg, Heu oder Seegras, welche Stoffe man durch Einwicklung der ganzen Schiene in Leinewand befestigt. In der Nähe der Gelenke, überhaupt überall da, wo Knochenvorsprünge dicht unter der Haut liegen, hat man noch eine besondere Polsterung durch Einwickeln dieser Stellen, Zwischenschieben von Compressen und dergl. hinzuzufügen. — Derartige Schienen legt man nun, während das Glied durch Zug und Gegenzug gestreckt erhalten wird, an und befestigt sie durch mehrere Ellen lange und etwa 2 Zoll breite Binden. Letztere müssen so fest angezogen werden, dass die Schienen überall gleichmässig eng anliegen ohne zu drücken oder gar Einschnürung zu bedingen. Denn Druckbrand der Haut, Eiterung, selbst Absterben der Glieder würden die Folge starker Einschnürung sein. Sollten etwa im Verlaufe der nächsten Stunden die jenseits des Verbandes liegenden unbedeckten Theile (Hand oder Fuss, Finger oder Zehen) schwellen, kalt, blau und empfindungswerden, so liegt der Verband zu fest und muss abgeändert werden. Ist das nicht der Fall, so lasse man ihn liegen, bis er durch Abschwellung des Gliedes locker wird, was im Anfange nach 3—4 Tagen zu geschehen pflegt. Später kann man ihn 8—10 Tage unberührt lassen. Während der Abnahme des einen und Anlegung des andern Verbandes müssen die

Knochenenden ganz wie das erste Mal durch mässigen Zug und Gegenzug in ihrer Lage erhalten werden.

Für viele Fälle ist ein Kleister- oder Leimverband sehr zweckmässig. Zu einem solchen beschaffe man sich:

Kleister (aus Stärke oder Weizenmehl, mit kaltem Wasser angerührt, dann mit kochendem gelöst) oder Tischlerleim. Ein bis zwei Binden aus derbem Stoffe, 1–2 Dutzend 2 Zoll breite Streifen aus grobem Papier, je $1^1/_2$ Fuss lang.

Der ganze zu verbindende Theil wird nun mit einer Binde genau eingewickelt und in die liegende Binde Kleister oder Leim eingepinselt. Dann folge eine Lage Papierstreifen, die wie Binden umgelegt werden, die folgende stets die vorhergehende halb deckend und die Enden und Ränder mit dem Klebemittel befestigt. Wieder wird dann die ganze Oberfläche bepinselt, und folgt darauf die andere Binde. Je stärker man den Verband haben will, desto mehr Lagen von dem einen oder anderen Materiale werden umgelegt. Häufig ist es sehr zweckdienlich, dünne, schmale Schienen von Holz oder Pappe über die erste Binde zu legen und durch die nachfolgenden Touren zu überdecken. Nach 3 Tagen etwa ist der Verband erhärtet und gewährt ohne das Glied zu belasten einen guten Schutz. Will man ihn abnehmen, so geschieht das leicht durch Aufweichen mit warmem Wasser, oder aber man schneidet ihn längs der einen Seite mit der Scheere auf. Man erhält dadurch eine Kapsel, die allenfalls wieder umgelegt und durch Bandschlingen zusammengehalten werden kann. Stellen, an denen die Haut wund oder geschwürig ist, lässt man unbedeckt, indem man sie bei der Anlegung mit der Binde umgeht.

Bei Beinbrüchen ist eine gute Lagerung von ausserordentlicher Wichtigkeit. Das Unterschieben von Kissen, die mit Werg, Heu, Kleie, zur Noth auch Reis und ähnlichen Stoffen gefüllt sind, die seitliche Unterstützung durch prismatische oder runde umwickelte Hölzer oder Tauenden ermöglicht eine solche. Gewisse Stellen, wie z. B. die Ferse oder die Enkel kann man gar nicht sorgfältig genug vor Druck bewahren, durch Polster, kleine Ringkissen, Wattelagen und dergl. und ist in der Beziehung jede Klage des Patienten zu berücksichtigen.

Anstatt Koien dürften Hängematten mit eingelegten Rahmen und Matratzen zur Lagerstätte vorzuziehen sein.

Schädelbrüche.

Findet sich am Schädel eine Wunde, in deren Grunde man den Knochen entblösst, eingerissen oder zersplittert liegen sieht, so ist dieselbe wie jede gequetschte Kopfwunde zu behandeln (siehe Kopfwunden.) Etwaige an eine Gehirnentzündung mahnende Erscheinungen bekämpfe man in der früher besprochenen Weise. Nur ganz abgelöste, leicht zu fassende Knochensplitter dürfen auf schonende Weise entfernt werden.

Bruch des Schlüsselbeines.

Ein solcher ist leicht zu erkennen durch Betastung des dicht unter der Haut liegenden Knochens. Die Schulter ist ausserdem herabgesunken, der Arm kann vom Patienten nicht erhoben werden.

Behandlung: Die Aufgabe ist, durch den Verband die Schulter etwas nach aussen zu ziehen und in die Höhe zu drängen. Dies geschieht, wenn man die Axelhöhle der kranken Seite mit Watte ausfüllt und den Arm so an die Brust herandrängt, dass die Hand auf die gesunde Schulter zu liegen kommt, in welcher Stellung man ihn durch Binden und Tücher befestigt. Ein Armtuch unter dem Ellenbogen her geführt und scharf angezogen treibt dann die Schulter in die Höhe. Nach Ablauf von 14 Tagen genügt letzteres allein. Die Heilung erfolgt in 4 Wochen, fast stets mit Verunstaltung der Form des Knochens.

Rippenbrüche.

Ursache: Fall auf die Brust oder Stoss gegen dieselbe.

Kennzeichen: Selten kann man die Knickung einer oder mehrerer Rippen an der Bruchstelle sehen. Charakteristisch ist aber der auf eine kleine Stelle begrenzte Schmerz, das Krachen und Knarren daselbst, und der stechende Schmerz beim Athemholen. Besonders schmerzhaft wird es empfunden, wenn man auf die verdächtige Stelle direct drückt oder aber, wenn man das Brustbein gegen die Wirbelsäule zu drängen versucht.

Sind die Lungen angerissen durch ein nach innen getriebenes Bruchende, so stellt sich Bluthusten, innere Blutung und Entzündung ein nicht selten mit rasch anwachsender Erstickungsnoth.

Behandlung: Man bereite dem Patienten ein möglichst bequemes Lager, welches er etwa 3 Wochen innen zu halten hat. Die Bruchenden durch Druck aneinander fügen zu wollen, ist unthunlich. Innere Blutung und Entzündung behandle man nach den früher angegebenen Regeln. Sollte kurze Zeit nach der Verletzung durch inneren Bluterguss drohende Erstickungsnoth eintreten, so versuche man als letztes Mittel den Aderlass.

Oberarmbrüche.

Brüche des Oberarmbeines in der Mitte, oder an einer Stelle, die der Mitte näher liegt als den Enden, erfordern einen Verband mit 4 Schienen. Die innere, kürzeste, reiche von der Ellenbogenbeuge bis in die Axel, woselbst sie gut abgerundet endige. Die vordere, etwas längere, rage höher auf die Schulter hinauf, ähnlich die hintere. Die äussere endlich erstrecke sich von der Spitze der Schulterhöhe bis zu der des Ellenbogens. Zur Noth kann man auch mit 3 Schienen (innere, vordere, äussere) fertig werden. Der recktwinklig gebeugte Vorderarm ruhe in einem ganz locker angezogenen Armtuche.

Brei Brüchen ganz dicht am Schulter- oder Ellenbogen-Gelenke lagere man das Glied auf ein festes, aus 3 Zoll breiten Brettern gearbeitetes Dreieck a△b in der Art, dass der Oberarm seitlich vom Körper absteht, der Vorderarm rechtwinklig gebeugt ist. Die Basis des Dreieckes a b wird an den Rumpf gebunden, auf die anderen zwei Seiten — nach Maassen am gesunden Arme gefertigt — werden Ober- und Vorderarm mit Binden befestigt. Der rechte Winkel an der Spitze des Dreieckes kommt also in das Ellenbogengelenk zu liegen. Natürlich muss alles wohl gepolstert und die Kanten gut abgerundet sein. Nach etwa 3 Wochen kann man statt dessen einen Kleisterverband anlegen, doch muss derselbe das betreffende Gelenk, in dessen Nähe der Knochen gebrochen ist, mit umhüllen.

Heilungsdauer 40—50 Tage.

(Was die bei den einzelnen Brüchen angegebene Heilungsdauer anbelangt, so merke man, dass damit die Zeit angegeben ist, welche das Glied jedenfalls im Verbande bleiben muss. Nach Ablauf derselben versuche man, ob noch irgend eine Biegsamkeit des Knochens vorhanden ist. Ist das der Fall, oder zeigt das Glied nach Abnahme des Verbandes Neigung sich zu krümmen so muss man denselben erneuern.)

Vorderarmbrüche.

Findet sich ein Bruch etwa in der Mitte des Vorderarmes, so betrifft er meistens beide Knochen, und erscheint dann der Vorderarm wie abgeknickt oder stark verbogen.

Behandlung: Verband mit 2 Schienen. Die äussere oder obere reiche von der Spitze des Ellenbogens bis zu den Fingerspitzen, die innere von der Ellenbeuge bis zur Handwurzel. Bei der Einrichtung des Bruches, sowie bei der Anlegung des Verbandes beobachte man die Regel, den rechtwinklig gebeugten Vorderarm so zu stellen, dass der Daumen nach oben, die Hohlhandfläche gegen die Brust sieht.

Einer der allerhäufigsten Knochenbrüche, der meistens durch Fall auf die Hand verursacht wird, ist der Bruch der Speiche allein dicht oberhalb des Handgelenkes. Er ist schwer zu erkennen da die eigentlichen Bruchzeichen oft fehlen. Nur eine Formveränderung ist stets vorhanden, leichte Einknickung des Armes an der Daumenseite und eine entsprechende Ausbiegung an der Kleinfingerseite.

Nach einem Fall auf die Hand oder nach starkem Zuge an derselben mit folgender auffallender Functionsstörung denke man stets an diese sehr häufig vorkommende Verletzung und behandle sie im zweifelhaften Falle als ob ein Bruch vorläge. Verband wie oben angegeben.

Heilungsdauer 30—40 Tage im ersten Falle, 25—30 bei Bruch nur eines Knochens. Hier muss man jedenfalls von der 3. Woche an einzelne leichte Bewegungen mit dem Handgelenk machen, um grössere Steifheit hintanzuhalten.

Oberschenkelbruch.

Man hüte sich den Bruch des Oberschenkels mit der Verrenkung desselben zu verwechseln. Brüche sind sehr viel häufiger. In beiden Fällen kann das Bein wie nach aussen umgefallen erscheinen. Bei der Verrenkung betrifft diese Drehung indessen das ganze Bein, beim Bruche blos dasjenige Stück von der Bruchstelle bis zum Fusse, welcher soweit gewendet sein kann, dass der äussere Fussrand den Boden berührt.

Behandlung: Das Hüftgelenk wird leicht gebeugt und in dieser Stellung das Bein angezogen, um die Verkürzung desselben, sowie die Kreuzung der Bruchenden möglichst auszugleichen. Gleichzeitig muss der nach aussen umgefallene Fuss in die richtige Stellung gebracht werden. Dann lege man 2 mit dicken Kissen der ganzen Länge nach gepolsterte Schienen an, von denen die innere abgerundet am Damm beginnt, die äussere oberhalb der Hüfte am Becken. Beide müssen aber die Fusssohle um einige Zoll überragen. Sie werden mit breiten Tüchern befestigt, eines davon umschlingt das ganze Becken, ein zweites den Schenkel dicht unter der Hüfte, ein drittes denselben dicht über dem Knie, das letzte endlich den Unterschenkel. Ein unter der Fusssohle her geführtes Tuch, dessen Enden sich auf dem Fussrücken kreuzen, sichert die Stellung des ganzen Fusses. An den Oberschenkel selbst lege man 2 dünne nur bis zum Knie reichende Schienen auf die vordere und an die hintere Seite. Sie werden vor Anlegung der grossen Schienen durch eine Binde befestigt.

Auf und zwischen Kissen wird dann das Bein so gelagert, dass der Fuss höher zu liegen kommt als das Becken und die Ferse frei schwebend vor jedem Drucke bewahrt bleibt.

Kann man mit einem solchen Verbande nicht zum Ziele kommen, oder wird er nach längerer Zeit nicht mehr ertragen, oder endlich ist der Bruch dem Gelenke so nahe, dass die Bruchenden durch lange Schienen nicht fixirt werden können, so lagere man den Patienten mittelst eines Dreieckes, ähnlich dem beim Oberarmbruch beschriebenen. Die Basis desselben wird auf der Matratze befestigt, die Spitze kommt ins Kniegelenk. Ausserdem kommen 3 kurze Schienen (innere, äussere und vordere) an den Oberschenkel, die von der Hüfte bis zum Knie reichen. Fuss und Unterschenkel werden durch seitliche Hölzer oder Kissen festgestellt.

Heilungsdauer 70—90 Tage.

Querbruch der Kniescheibe.

Entsteht seltener durch Fall auf das Knie, als vielmehr durch eine plötzliche sehr gewaltsame Muskelanstrengung des Beines.

Kennzeichen: Das Bein kann nicht gestreckt und zugesetzt werden, man fühlt die Lücken zwischen den nach oben und unten auseinander gewichenen Knochentheilen.

Behandlung: Das Bein wird in geradgestreckter Stellung verbunden durch eine Schiene, die auf der hinteren Seite desselben von der Mitte des Oberschenkels bis zu der des Unterschenkels reicht. Nach 14. Tagen ein Kleisterverband. Von der 6. Woche an vorsichtige passive Bewegungen.

Unterschenkelbrüche.

1. Das Häufigste ist Bruch beider Knochen in der Mitte oder im unteren Drittel. An dem dicht unter der Haut liegenden Schenkelbeine ist die Bruchstelle und deren Verlauf deutlich zu fühlen, demgemäss auch die Aneinanderfügung der Enden durch Zug und Gegenzug gut ausführbar. Um sie in dieser Lage zu erhalten dienen 2 Schienen, aussen und innen, von dem Knie bis zur Ferse reichend, am Fussgelenke mit einem rechtwinkligen Ansätze, nach Art eines Strumpfbrettes, versehen. Den Enkeln entsprechend muss an jeder Schiene ein etwa 2 Zoll grosses rundes Loch ausgeschnitten sein. Man befestige die Schienen mit einer von den Zehen bis zum Knie reichenden Binde und lagere den ganzen Unterschenkel etwas erhöht auf ein locker gefülltes Kissen, der Art dass das Knie leicht gebeugt ist. Gegen die Aussenseite der Schienen binde man dreikantige oder runde Hölzer, damit der Schenkel nicht umkippt.

Heilungsdauer etwa 50 Tage. Viel länger, wenn der Knochen in mehrere Splitter zerbrochen war.

2. Bruch des Wadenbeines.

Ist das Schenkelbein unversehrt, so kann beim blossen Bruche des Wadenbeines der Patient meist noch mit dem Fusse auftreten, wenn auch unter grossen Schmerzen. Man findet nun aber beim Drücken längs der Aussenseite des Beines oder bei Versuchen den Fuss nach aussen zu biegen heftige Schmerzhaftigkeit an einer bestimmten Stelle, die meistens dicht oberhalb des Fussgelenkes liegt. Ebendaselbst ist auch eine leichte

Einknickung bemerkbar, und die Fusssohle ist um ein Weniges nach aussen und oben verdreht.

Verband mit den Schienen wie beim Bruche beider Knochen, nur schiebe man zwischen die äussere Schiene und den äusseren Fussrand eine dicke Compresse ein, um die Sohle nach unten und innen gedreht zu erhalten.

Heilungsdauer etwa 30 Tage.

Knochenbrüche mit Wunden.

(Complicirte Brüche.)

Dieselben sind stets als gefährliche Verletzungen anzusehen wegen der eintretenden Eiterung, Entzündung der Knochen und Anschwellung des ganzen meist stark gequetschten Gliedes.

Ist die Wunde nur dadurch entstanden, dass — wie es z. B. am Unterschenkel häufig der Fall ist — das eine spitze Bruchende von innen her die Haut durchbohrte, so muss es durch sanften Zug und Gegenzug wieder zurück und in die richtige Lage gebracht werden. In allen anderen Fällen aber enthalte man sich im Allgemeinen jedes gewaltsamen Einrichtungsversuches, bemühe sich vielmehr nur das Glied recht fest und so zu lagern, dass alle Theile desselben in richtiger Stellung zu einander verharren. Die Blutung wird durch Kälte gestillt und die Wunde wie ein gutartiges Geschwür behandelt. In den ersten 8 Tagen ist jeglicher Druck durch Schienen oder Binden zu vermeiden, und kommt man zum Ziele durch gute Lagerung auf locker gefüllten Kissen, dem früher beschriebenen Dreiecke, und seitliches Gegenbinden von mit Sand, Reis und dergl. gefüllten länglichen Säckchen. Allenfalls kann man auch mehrere dünne und schmale Schienen anlegen, doch muss natürlich die ganze Wundstelle frei bleiben. Beschränkt sich späterhin die Entzündung und Eiterung auf die nächste Umgebung derselben, so kann man zum rechten Schienen- oder gefensterten Kleisterverband greifen.

In den schlimmsten Fällen dürfte auch für den Unterschenkel, z. B. ein länglicher Kasten gute Dienste thun, dessen eine Schmalseite halbkreisförmig ausgeschnitten wird. Zu beiden Seiten des hineingelegten Gliedes wird dann mit Sand oder Reis so hoch aufgefüllt, dass nur die Wunden frei bleiben.

Bei Zerquetschungen und Zerreissungen eines oder mehrerer Finger gebe man die Hoffnung auf Erhaltung derselben niemals auf. Man suche die Theile möglichst wieder aneinander zu passen und befestige sie mit Heftpflasterstreifen auf einer kleinen Fingerschiene. In den ersten 8 Tagen muss der Patient das Bett hüten, wobei der ganze Arm möglichst hoch auf einem Kissen oder langen Schiene gelagert wird. Behandlung Anfangs mit kalten Umschlägen, später die bei Entzündung der Finger und Hand angegebene.

Unterleibsbrüche.

Ein Unterleibsbruch oder Bruchschaden entsteht in der Regel unmerklich im Verlaufe von Monaten oder Jahren, besonders bei Leuten, welche viel an Verstopfung oder an hartnäckigem Husten leiden. Sie wissen dann oft gar nicht einmal, dass sie mit einem Bruche behaftet sind. In Folge schwerer Körperanstrengung, z. B. beim Heben oder Springen, kann aber auch ein Bruch plötzlich entstehen unter deutlichem Schmerzgefühl.

Ein Bruch beruht darauf, dass sich an einer nachgiebigeren Stelle der unteren Bauchwand ein Stück Darm oder Netz durch dieselbe hindurchdrängt und die Haut in der Nähe der Geschlechtstheile vorwölbt. Man findet demgemäss in der Hüft-(Leisten-) Beuge, dicht unter- oder oberhalb derselben eine Wallnuss- bis Hühnerei grosse, schmerzlose, elastische Geschwulst, über der die Haut nicht geröthet ist und welche bei einem mässig stark darauf ausgeübten Fingerdrucke unter gurrendem

Geräusche verschwindet. Wird kein Bruchband getragen, so vergrössert sich der Bruch immer mehr und mehr und steigt schräg nach innen gegen den Hodensack (bei Weibern gegen die Schaam) hinab, ragt endlich ganz in denselben hinein.

Leichte Verdauungsstörungen sind in der Regel die einzigen mit einem Bruche verbundenen Beschwerden.

Gefährlich sind Unterleibsbrüche nur desshalb, weil sie sich bisweilen einklemmen, d. h. plötzlich so eng von dem Schlitz in der Bauchwand umschnürt werden, dass sie sich nicht in den Unterleib zurückdrängen lassen. Die Folgen davon sind: Absperrung des Darmes, Brandigwerden des eingeschnürten Stückes und Unterleibsentzündung.

Kennzeichen des eingeklemmten Bruches: Die Patienten klagen über Verstopfung und Schmerzen im Leibe, wozu sich bald Uebelkeiten und Erbrechen gesellen. Die Bruchgeschwulst ist prall gespannt, auf Druck schmerzhaft und sie lässt sich nicht in den Unterleib zurückdrängen. Schon nach wenigen Stunden, oder spätestens im Laufe der nächsten Tage ändert sich das Bild. Anstatt der Speisereste werden jetzt Schleim und Galle, endlich kothig riechende Massen erbrochen, es erfolgt kein Stuhlgang trotz oft vorhandenen Drängens, der Bauch treibt sich auf und wird empfindlich, die Bruchgeschwulst heiss und sehr schmerzhaft. Dabei bekommen die Patienten ein verfallenes Aussehen, die Nase wird spitz und kalt, die Augen tiefliegend, die Wangen hohl, der Puls ist klein und sehr rasch.

Ist das der Fall, so ist eine Unterleibsentzündung im Anzuge und in der Regel sterben die Kranken dann rasch. In Ausnahmsfällen erfolgt noch Genesung dadurch, dass die Haut über der Bruchgeschwulst sich röthet und vereitert. Der Koth ergiesst sich dann durch das entstandene Geschwür nach aussen, und es hinterbleibt eine Kothfistel, die später operativ beseitigt werden kann.

Behandlung: Bei derselben kommt alles darauf an, den

Bruch möglichst frühzeitig in den Unterleib zurückzudrängen. Denn ist schon starkes Erbrechen und grosse Schmerzhaftigkeit der Bruchgeschwulst zugegen, so kann man durch irgend stärkeren Druck den Darm zum Platzen bringen. Daher die Regel, Jeden der über Verstopfung und Erbrechen klagt, genau am Unterleibe zu untersuchen.

Findet sich nun ein Bruch, der nicht mit Leichtigkeit zurückzubringen ist, so lagere man den Patienten derart, dass der Kopf und der obere Theil des Rückens etwas erhöht ist, die Beine im Knie angezogen und aufgestellt sind. Mit der einen Hand den Grund der Bruchgeschwulst umgreifend und zusammendrückend suche man sie dann mit der anderen in der Richtung, in welcher sie aus dem Unterleibe hervorragt, zurückzuschieben. Meistens ist es zweckmässig, einen solchen Druck gleichmässig eine längere Zeit hindurch auszuüben. Gelingt das Manöver, so sieht und hört man das Zurückweichen des Bruches und nach einigen Stunden erfolgt ein Stuhlgang. Gelingt es nicht, so giebt man einige grosse kalte Salzwasserklystiere, lässt dann durch einen Gehülfen, der die Beine des Patienten im Knie auf seine Schultern nimmt, den Steiss des Kranken stark erheben, und versucht aufs Neue, den Bruch zurückzudrängen. Endlich, und bei allen hartnäckigen Einklemmungen versäume man das nie, gebe man vor erneuten Versuchen ein $^1/_2$ stündiges heisses Bad, mache auch wohl — den Unterleib des Patienten etwas über den Wasserspiegel lüftend — eine Uebergiessung der Bruchgeschwulst mit einem hoch herabfallenden Strahle kalten Wassers.

Nie lasse man sich verleiten ein Abführmittel zu reichen, vielmehr wird die Heilung öfter erleichtert durch einige Opiumpulver, welche auch die quälenden Erscheinungen, wie z. B. das Erbrechen zu mildern vermögen.

Jeder mit einem Bruche Behaftete sollte entweder einer mit schweren körperlichen Anstrengungen verbundenen Berufsart entsagen oder wenigstens s t e t s ein Bruchband tragen. Er muss dann freilich noch mit einem Reservebruchband versehen sein, da die Gefahr der Einklemmung nur um so grösser ist, wenn, nachdem ein Bruchband lange getragen ist, dasselbe plötzlich — etwa weil es zerbrochen ist — entfernt wird.

Einige allgemeine Bemerkungen über Geburt und Wochenbett.

Am Ende der Schwangerschaft, d. h. nachdem neunmal die monatliche Reinigung ausgeblieben ist, tritt zu der Zeit etwa wo die zehnte erfolgen sollte, die Geburt ein. Der Beginn derselben kennzeichnet sich durch allerlei unangenehme Empfindungen im ganzen Körper, besonders aber durch vom Kreuze nach der Schoossgegend ziehende Schmerzen, die noch nicht so heftig sind, um das Umhergehen der Schwangeren unmöglich zu machen. Nach 12 Stunden indessen, oder längstens 1—2 Tagen steigern sich dieselben und nehmen nun den Charakter der Wehen an. d. h. anfallsweise mit Pausen von 10 Minuten bis zu $^1/_2$ Stunde wiederkehrende, ziehende ausserordentlich heftige Schmerzen, unter deren Einflusse endlich die Fruchtblase springt, so dass ein grosser Theil des Fruchtwassers in plötzlichem Gusse entleert wird. Ist das geschehen, so tritt eine $^1/_4$—$^1/_2$ stündige Pause ein, dann aber nehmen die Schmerzen einen noch heftigeren Charakter an, so dass zuletzt sogar der ganze Körper der Gebärenden in krampfhafte schüttelnde Bewegungen geräth, sie folgen einander Schlag auf Schlag, und nach 4—6 Stunden (vom Beginne der stärkeren Schmerzen an gerechnet) wird, falls keine krankhaften Zustände vorhanden sind, das Kind geboren. Mit dem Ausstossen des Kindes entleert sich der Rest des Fruchtwassers und etwas Blut, höchstens etwa 1—2 Biergläser voll.

Die dann erfolgende Pause ohne deutliche Wehen ist sehr verschieden lang, schwankt von 10 Minuten bis zu mehreren Stunden. Endlieh wird durch wenige nicht sehr starke Wehen die Nachgeburt (der Mutterkuchen) ausgetrieben.

In der Mehrzahl aller Geburten kommt das Kind mit dem Kopfe zuerst; aber auch bei vorangehenden Füssen ist der Ausgang meist ein günstiger. Tritt dagegen als erster vom Kinde sichtbarer Theil ein Arm heraus, so kann die Geburt desselben nur durch einen wissenschaftlich gebildeten Arzt bewerkstelligt werden, mit Ausnahme seltener Fälle, in denen sich die Natur dennoch zu helfen weiss.

Behandlung: Sobald in Folge des Platzens der Fruchtblase das Wasser abgeflossen ist, darf man einer Kreisenden nicht mehr gestatten umherzugehen, sondern es muss dieselbe sich niederlegen. Harnblase und Mastdarm müssen jetzt entleert werden, falls es nicht kurz vorher geschehen ist, und zwar wenn nöthig durch ein Wasserklystier und Katheter. — Sobald die Wehen den heftigen, schüttelnden Charakter annehmen, muss man der Gebärenden das Mitpressen und Drängen zu erleichtern suchen, indem man ihr ein um das Fussende des Bettes geschlungenes Seil zur Handhabe giebt. Vorher ist das nicht erlaubt, und ist es sogar zweckmässig die Kreisende, wenn sie dem heftigen Drange nicht widerstehen kann, eine Seitenlage einnehmen zu lassen, anstatt der Rückenlage.

Ist das Kind nun geboren, so bleibe es etwa 5 Minuten lang zwischen den Schenkeln der Mutter liegen, bis das starke und deutlich fühlbare Klopfen in der Nabelschnur anfängt zu verschwinden. Sobald dies der Fall ist, umschnüre man dieselbe $2^1/_2$ Zoll vom Bauchnabel des Kindes entfernt mit einem breiten Bändchen, welches mit doppeltem Knoten festgeschürzt wird. Um 2 Zoll den Geschlechtstheilen der Mutter näher werde nun ein eben solches Bändchen umgelegt und mitten zwischen beiden mit der Scheere der Nabelstrang glatt durchschnitten. Das Kind kommt darauf in ein 28^0 R. warmes Bad, um von der ihm anhaftenden Schmiere gereinigt zu werden. Dieselbe sitzt nicht selten so fest, dass sie vorher durch Einreiben von Oel erweicht werden muss. Das am Leibe des Kindes gebliebene Stück der Nabelschnur wird in ein Leinenläppchen eingeschlagen auf die linke Seite des Bauches gelegt und daselbst durch eine lose angezogene um den ganzen Leib geführte Binde befestigt.

Mittlerweile muss die Mutter durch das Unterschieben reiner Tücher trocken gelegt worden sein, und wartet man nun die Ausstossung der Nachgeburt ab. Niemals lasse man sich zu dem Versuche verleiten, dieselbe am Nabelstrange hervorziehen zu wollen.

Besondere Zufälle.

1. Gleich nach der Ausstossung des Kindes oder auch einige Zeit später können, mag nun die Nachgeburt schon heraus sein oder noch nicht, starke Blutungen aus den Geschlechtstheilen erfolgen. Am häufigsten sind sie und am gefährlichsten, wenn sie vor Abgang des Mutterkuchens eintreten.

Behandlung: Man greife mit der Hand auf den Unterleib und reibe denselben energisch, aber nicht gewaltsam, bis man die Gebärmutter als eine harte Kugel unter der Hand fühlt. Steht die Blutung damit noch nicht, so suche man die Gebärmutter mit den Händen zu umgreifen und leicht zusammenzuquetschen. Gut ist es, wenn die Hände recht kalt sind, man kann auch den Unterleib mit stark ausgerungenen kalten Tüchern klatschen. Im Nothfalle endlich dürfte man zu Einspritzungen kalten Wassers in die Scheide greifen. — Hat man Mutterkornpulver zur Hand, so gebe man von demselben sofort und in den nächsten Stunden.

Zögert die Ausstossung der Nachgeburt länger als eine Stunde, so versuche man dieselbe durch Reiben des Leibes herbeizuführen, auch wenn keine Blutung zugegen ist.

2. In vielen Fällen kommt das Kind scheintodt zur Welt, d. h. es fängt nicht alsbald (1—2 Minuten nach der Geburt) an zu athmen und zu schreien. Das Gesicht sieht blass aus oder ist gedunsen blauroth.

Behandlung: Sofort öffne man den Mund des Kindes und reinige denselben mittelst des kleinen Fingers von anhaftendem Schleim oder Schmutz. Dann versetze man ihm einige Schläge auf den Hintern, indem man es auf den Rücken legt und mit der linken Hand an den Beinen etwas aufhebt. Hat das keinen Erfolg, so bespritze man es mit kaltem Wasser und mache sanfte Reibungen der Glieder, oder — eines der wirksamsten Mittel! — bringt es ins warme Bad und giesst, die Brust etwas über den Wasserspiegel lüftend, kaltes Wasser in dünnem kräftigen Strahle auf die Herzgrube.

Schlägt das Alles nicht an, so kann man versuchen künstliche Athmung einzuleiten durch abwechselndes sanftes Zusammenpressen und Wiederloslassen des Brustkorbes, oder indem man, die Nase des Kindes zuhaltend, ihm mittelst des eigenen Mundes Luft in den Mund bläst.

Derartige Bemühungen müssen bisweilen bis zu einer halben und ganzen Stunde lang fortgesetzt werden. Damit mittlerweile das Kind nicht zu sehr erkalte, muss es aber in warme Tücher eingehüllt werden.

Pflege im Wochenbett.

Grosse Reinlichkeit durch zwischen die Schenkel und unter das Kreuz gebreitete Tücher, welche den Wochenfluss aufsaugen, Schutz vor Zug und Kälte sind die einzig nothwendigen Maassregeln. Die meist vorhandene Neigung zum Schwitzen darf man durchaus nicht durch besonderes Zudecken oder die Verabreichung viel warmen Getränkes befördern. In den ersten Tagen Suppendiät, dann je nach dem Appetite nahrhaftere aber leichte Speisen. Frühestens 6 Stunden nach der Geburt werde das Kind zum ersten Male an die Brust gelegt. Ist noch wenig Milch in den Brüsten oder saugt das Kind Anfangs schlecht, so gebe man ihm in den ersten zwei Tagen etwas warmes Zuckerwasser oder dünnen Fenchelthee.

Ist eine der Brustwarzen der Mutter wund, so darf nur die der anderen Seite benutzt werden. Die Wunde bedeckt man mit einem dick mit Ceratsalbe bestrichenen Läppchen, welches zweimal täglich zu wechseln ist. Schrunden und Einrisse an der Warze heilen am besten wenn man sie einmal täglich mit Höllenstein ganz leicht betupft. Schmerzhafte Spannung der Brüste durch die am dritten oder vierten Tage stärker andrängende Milch, verschwindet bei sanftem Reiben mit Oel und Bedecken mit Watte.

Erfolgt bis zum vierten Tage kein Stuhlgang, so gebe man einen mässigen Esslöffel voll Ricinusöl.

Keine Wöchnerin darf vor dem neunten Tage das Bett verlassen.

Der Nabelschnurrest am kindlichen Leibe vertrocknet und fällt am fünften bis achten Tage ab. Niemals versuche man die Loslösung durch Zug daran zu beschleunigen, sondern verbinde nur täglich in gleicher Weise wie das erste Mal. Bleibt nach dem Abfallen eine wunde nässende Stelle am Nabel zurück, so lege man ein kleines Polster aus Watte oder Charpie auf und lässt es vertrocknen. Die Nabelbinde darf in den ersten Wochen nicht fortgelassen werden.

Von der Pflege kleiner Kinder und einigen wichtigen Krankheiten derselben.

Von allen Kinderkrankheiten im ersten und zweiten Lebensjahre sind Verdauungsstörungen die bei weitem am häufigsten vorkommenden. Kinder, welche von der Mutter gesäugt werden, sind denselben sehr viel weniger unterworfen, und geht schon daraus hervor, dass das Hauptaugenmerk stets auf die Ernährung gerichtet sein muss. Bekommt das Kind Muttermilch, so genügt es, dasselbe regelmässig — anfangs alle 2 später alle

3 Stunden — an die Brust zu legen und dafür zu sorgen, dass die Mutter alle schweren und blähenden Nahrungsmittel vermeide. Denn oft genug sieht man, dass leichtes Unwohlsein der Mutter eine schlechte Milch und damit Erkranken des Kindes zur Folge hat.

Leidet ein kleines Kind an Kolik, Diarrhoe oder Erbrechen, so wird man bei genauem Nachforschen fast stets einen Diätfehler als die Ursache davon entdecken können. In den ersten 7—9 Lebensmonaten ist die entsprechende und vollständig ausreichende Nahrung, Milch, die der Mutter oder solche von Thieren. Letztere aber muss, da sie kräftiger als Frauenmilch ist, in den ersten 3 Monaten verdünnt gereicht werden. Und zwar der Art, dass in den ersten 14 Tagen auf 1 Theil Milch je 2 Theile Wasser gemischt werden, man dann auf halb und halb und endlich auf 2 Milch und 1 Wasser steigt. (Die Büchsenmilch, von der wohl auf Schiffen nur die Rede sein kann, muss also ganz dem entsprechend verdünnt werden.) Gesunden Kindern darf man in der zweiten Hälfte des ersten Jahres dünne Schleimsuppen, einen Brei aus Brod, Wasser und Zucker und dergl. zugeben. — Bei Mangel an Milch sind dünne Suppen aus Grütze, Sago, Reis und dünne Bouillon zu versuchen. Leiden die Kinder an Verstopfung, so setze man der Nahrung etwas Kochsalz zu, oder gebe, wenn das nicht ausreicht, eine Messerspitze Magnesia (Magnesia carbonica).

Erbrechen und Durchfall.

Regulierung der Diät ist hier die Hauptsache und immer ist es gut auch die Quantität der zu verabreichenden Nahrungsmittel für 2—3 Tage stark zu vermindern. Sind die entleerten Massen grün und von saurem Geruche, so thut eine kleine Messerspitze voll Magnesia 2—3 mal täglich gute Dienste. Haferschleim, Sagosuppe oder als bestes Mittel eine Abkochung aus $^1/_2$ Theelöffel Saleppulver mit 1 Tasse Wassers, reichen dann zum Stopfen des Durchfalles aus. Sind Kolikschmerzen zugegen, welche sich dadurch verrathen, dass die Kinder unter häufigem Schreien die Beine an den Leib ziehen, der Bauch hart und aufgetrieben ist, so reiche man einige Theelöffel voll süssen Chamillenthees und lege warme Tücher auf den Leib. Hier empfiehlt sich auch das Kinderpulver.

Leiden die Kinder während längerer Zeit an mässig starkem Durchfall (5—6 mal in 24 Stunden), so gebe man ihnen hie und da eine kleine Priese Rhabarberpulver.

Brechdurchfall (Cholerine).

Tritt vorzugsweise zu gewissen Jahreszeiten auf, z. B. im Hochsommer.

Kennzeichen: Starkes, häufiges Erbrechen, bis zu dem Grade bisweilen, dass nichts, kaum etwas klares Wasser vom Magen angenommen wird. Der Stuhlgang, welcher anfangs noch kothig oder grün gefärbt war, wird immer wässriger und farbloser, und so häufig, dass er fast fortwährend aus dem After abfliesst. Dabei verfallen die Kinder rasch, Nasenspitze und Extremitäten werden kühl, die Haut welk, der Athem schwach, und an Erschöpfung oder hinzutretenden Krämpfen erfolgt nach wenigen Tagen der Tod.

Die Krankheit ist sehr gefährlich, um so mehr, je jünger das Kind ist.

Behandlung: Man entziehe den Kindern 12—24 Stunden lang jegliche Nahrung und gebe ihnen nur kaltes Wasser in ganz kleinen Mengen öfter zu trinken. Mässigt sich dabei das Erbrechen, so versuche man etwas Salepabkochung, Sago oder Graupensuppe zu reichen und müssen derartige Suppen die einzige Nahrung in den nächsten Tagen bleiben. Nur Kinder, die von der Mutter gestillt werden, dürfen wie früher, nur etwas seltener, an die Brust gelegt werden.

Von inneren Mitteln ist bei einer nicht allzu starken

Diarrhoe, wenn kein oder geringes Erbrechen vorhanden, das Calomel angezeigt. Man theile eines der vorräthigen Pulver in 6 Theile und gebe 4 solcher Theile in 24 Stunden.

Dauern hingegen Erbrechen und starke Entleerungen noch an, so greife man zur Opiumtinctur, von der man Kindern bis zum Ende des ersten Lebensjahres einen Tropfen, in etwas Wasser gelöst, verabreicht. Meist wird danach schon Ruhe und Besserung eintreten. Ist das nicht der Fall, so darf man nach etlichen Stunden dieselbe Dosis wiederholen, aber nie mehr als bis zu 3 Tropfen in 24 Stunden, Kindern im zweiten Lebensjahre bis zu 5 Tropfen.

In solchen schweren Fällen, besonders wenn Kälte und Schlaffheit der Glieder sich schon bemerklich machen, muss nebenbei etwas Wein (mehrere Male täglich $^1/_2$ Theelöffel) gereicht und äusserlich Wärme durch heisse Kruken und warme Tücher angebracht werden.

Bräune (Hühnerhusten).

Diese Krankheit ist schon unter den Erkrankungen des Halses früher besprochen worden.

Lungenentzündung.

Kennzeichen: Die Kinder fiebern, haben einen kurzen, sehr raschen Athem, schreien, wenn man sie aufheben will oder an den Seitenflächen der Brust fasst oder drückt. Husten, in den schweren Fällen, Röcheln und Rasseln auf der Brust, fehlen niemals.

Behandlung: Dieselbe beschränke sich auf Regulierung der Diät und des ganzen Verhaltens in der Weise wie es beim Fieber im Allgemeinen angegeben. Nur wenn das Röcheln überhand nimmt, der Athem oberflächlich wird, der Husten kraftlos, reiche man von den aus Brechwurzel bestehenden Brechpulvern.

Krämpfe (Anstoss).

Diese bei Kindern ungemein häufige Krankheit hat so verschiedene Ursachen, dass von einer auf alle Fälle passenden Behandlung nicht die Rede sein kann. Kalte Umschläge auf den Kopf sind fast immer ganz zweckmässig. Besteht Verstopfung oder ist wenigstens keine Diarrhoe vorhanden, so gebe man stündlich $^1/_6$ Calomelpulver, bis starke Oeffnung eintritt. Die Diät sei stets eine ganz strenge, da nicht selten Magenleiden zu Grunde liegen, auch ist die Anwendung des Krampfpulvers zweckmässig, wenn man sonst keine Anhaltspunkte für die Behandlung hat.

Man vergesse nicht, dass sehr viele fieberhafte Kinderkrankheiten, z. B. Lungenentzündung, Wechselfieber etc. mit einem Anfalle von Krämpfen beginnen können, die dann also weiter keine Bedeutung haben, als die eines Schüttelfrostes beim Erwachsenen. — Auch der Durchbruch der Zähne am Ende des ersten und im zweiten Lebensjahre ist oft von Krämpfen begleitet.

Suppen und Getränke für Kranke.

Graupensuppe. Eine halbe Tasse Graupen wird mit etwa einer Bohne gross Butter und einer Weinflasche voll kochenden Wassers auf's Feuer gestellt und ganz weich gekocht. Dann wird die Suppe durch ein Sieb gegeben und etwas Salz hinzugefügt.

Sagosuppe mit Rothwein. Der Sago wird mit heissem Wasser abgegossen, dann mit kochendem Wasser aufs Feuer gesetzt und in etwa 2 bis $2^1/_2$ Stunden weich gekocht. Darauf wird die gleiche Quantität Rothwein nebst etwas Zucker zugefügt und noch einmal aufgekocht.

Mehlsuppe. Ein etwa wallnussgrosses Stückchen Butter lasse man über dem Feuer zergehen und füge unter gutem Rühren 1 Esslöffel voll Mehl hinzu. Dann wird ganz langsam die nöthige Menge kochenden Wassers hinzugesetzt und so lange gerührt, bis die Flüssigkeit ganz eben erscheint. Etwas Salz oder ein anderes Gewürz zur Geschmacksverbesserung.

Hafergrützsuppe. Die Hafergrütze wird mit kaltem Wasser gut ausgewaschen, dann lasse man sie, mit heissem Wasser aufgegossen, eine Stunde lang kochen, giesse durch ein Haarsieb und rühre etwas Zucker und Salz hinein.

Brodsuppe. Halb Schwarz- halb Weissbrod wird mit Wasser ganz zerkocht, durch ein Haarsieb gegeben und mit Zucker und Salz versetzt.

Wie sich von selbst versteht kann man alle diese Suppen dadurch kräftiger machen, dass man ein Eidotter oder etwas Fleischbouillon hineinrührt.

Reiswasser. $^1/_4$ Pfund Reis wird mit heissem Wasser abgegossen, dann mit 2 Flaschen kochenden Wassers versetzt, bis auf $1^1/_2$ Flaschen eingekocht und ohne Rühren durch ein Sieb gegeben.

Dünne Scheiben von Schwarzbrod werden geröstet und dann mit kochendem Wasser versetzt. Sobald sich dann das Brod gesenkt hat wird klar abgegossen und etwas Zucker zugefügt. Brodwasser.

Etwa eine Messerspitze Saleppulver wird mit einer Tasse Wassers so lange gekocht bis eine ebene sämige Flüssigkeit entsteht. Salepabkochung.

Anwendung bekannt, besonders als krampfstillendes Mittel bei Kolik. Chamillenthee.

Wirkt schweisstreibend, doch müssen zu dem Zwecke immer grosse Quantitäten getrunken werden. Lindenblüthenthee.

Der beste Thee für kleine Kinder, Säuglinge und Wöchnerinnen. Fenchelthee.

1 Esslöffel voll mit 1 Schoppen kochenden Wassers lässt man an einem warmen Orte $^1/_2$ Stunde ziehen. Bei Brustcatarrhen, Heiserkeit nach Erkältungen. Brustthee.

Wie Chamillenthee, nur stärker wirkend. Bei Cholerine, Kolik, Magenkrampf. Pfeffermünzthee.

1 Theelöffel voll wird mit 1 Tasse kochenden Wassers übergossen. Man lässt dann in einem bedeckten Gefässe bis zum Erkalten ziehen und kalt trinken, in der Menge von 1 bis 2 Tassen. Baldrianthee.

Bei nervöser Schlaflosigkeit, nervösen Kopf- und Zahnschmerzen, bei allerlei krampfhaften Beschwerden.

Aeusserlich anzuwendende Mittel.

Klystiere (Lavements).

Solche muss man gross nehmen d. h. eine ganze Spritze voll, am einfachsten von lauem Wasser. Stärker wirkt ganz kaltes, oder eine Mischung von Wasser mit $^1/_2$ bis 1 Esslöffel voll Kochsalz. Bei sehr verhärteten Kothmassen ist es zweck- Ausleerende Klystiere.

mässig Ricinusöl zuzusetzen. Die gebräuchlichsten Klystiere bestehen aus 2 Tassen Chamillenthee mit 2 Löffeln Brennöl und 1 Löffel Salz.

Reizende Klystiere.

Als Belebungsmittel bei Scheintodten, bei Hirnkrankheiten etc. bestehen aus Salzwasser oder süssem Wasser, dem 2 Löffel voll Essig zugesetzt sind.

Beruhigende, stopfende Klystiere.

Bei Diarrhoeen, die mit starkem Stuhldrange verbunden sind, wie bei der Ruhr z. B. Müssen klein genommen werden, $^1/_4$ bis $^1/_2$ Spritze voll von Leinsamenthee, Salepabkochung oder dünnem Stärkekleister. In vielen Fällen mit Zusatz von 15 bis 25 Tropfen Opiumtinctur.

Kräuterkissen.

Chamillen u. Bilsenkraut.

Chamillenblumen allein oder zur Hälfte mit Bilsenkraut gemischt, werden unter Zusatz von etwas Salz in kleine Säckchen gefüllt. Dieselben werden auf der Ofenplatte erwärmt und aufgelegt bei Ohren-, Zahnschmerzen, Mumps, rheumatischen Schmerzen.

Warmverband.

Leinsamenmehl.

Leinsamenmehl wird mit kochendem Wasser über dem Feuer zu einem dicken Brei angerührt, derselbe rasch zwischen Leinewand 2 Querfinger dick aufgetragen und so heiss wie es der Kranke nur ertragen kann aufgelegt.

Spanische Fliege (Zug- oder Blasenpflaster).

Canthariden-pflaster.

Das Pflaster wird auf ein Stück Leinewand von der Grösse einer halben oder ganzen Handfläche messerrückendick aufgestrichen, und in der Regel Abends auf die betreffende Stelle aufgebunden. Nach 12 Stunden findet man es durch die entstandenen Blasen abgehoben; dieselben werden mit der Nadel angestochen und dann mit trockener Watte bedeckt, welche festklebt und darauf bleibt, bis sie nach etlichen Tagen abfällt. Will man die entstandene Wundfläche für längere Zeit in Eiterung erhalten, so zieht man die Blasen ab und verbindet mit reizenden Salben.

Senfteig.

Senfmehl wird mit kaltem Wasser zu einem dicken Brei Senfmehl. angerührt, derselbe querfingerhoch auf Leinen aufgetragen und direct auf die Haut gelegt. Er bleibe liegen, bis heftiges Brennen eintritt, was meistens in $^1/_4$ bis längstens $^1/_2$ Stunde der Fall ist. Durch Waschen muss der Rest des der Haut noch anhaftenden Breies entfernt werden.

Einfacher wenn auch nicht so wirksam ist es, ein mit Senfspiritus. Senfspiritus getränktes Stück Fliesspapier zu benutzen. Dasselbe muss mit Flanell oder Watte niedergebunden werden.

Pflaster.

Bekannt. Englisches Pflaster.

Auf Leinen gestrichen wie das Zugpflaster. Ist ein leicht Heftpflaster. Gummi-pflaster. reizendes Pflaster. Dient zum Bedecken von Furunkeln, geschwollenen Drüsen, verhärteten Entzündungsstellen, um die Aufsaugung und Lösung oder die Eiterung zu beschleunigen.

Kann als hautreizendes Pflaster auch längere Zeit hindurch auf der Magengegend oder der Brust getragen werden.

Salben.

Die mildeste aller Salben und zum Verbande jeder Wunde Ceratsalbe. (Wachs-salbe.) passend. Je nachdem selbige zum Eintrocknen neigt oder nicht, wird sie dünner oder dicker auf Leinen aufgestrichen.

Reizende Salben, welche auf Wunden und Geschwüren eine Basilikum-Digestiv-Salbe. stärkere Eiterung anregen. Nur für einzelne Fälle passend.

Quecksilber- auch Reutersalbe genannt. Gegen Läuse, aber Zertheilende Salbe.

unzweckmässig, da jede stärkere Anwendung leicht Speichelfluss hervorrufen kaun. Besser ist es Petroleum hierzu anzuwenden.

Verbandwässer.

Wundwasser. Eine stark reizende Flüssigkeit, daher nur für einzelne Fälle passend, z. B. bei stinkenden, fressenden Geschwüren.

Alaunwasser. Ein starker Theelöffel voll Alaun in $^1/_2$ Flasche Wasser gelöst. Vortreffliches Mittel bei leicht blutenden Geschwüren aller Art.

Abkochung von Chinarinde. Ein Esslöffel voll Chinarinde mit 1 Flasche Wassers 1 Stunde gekocht, dann durchgeseiht. Bei übelriechenden, leicht blutenden, fressenden Geschwüren.

Wasser zu Umschlägen.

Bleiextract. (Bleiessig, Bleiwasser.) Um Bleiwaser zu erhalten mische man von dem Bleiextract je nach der gewünschten Stärke $^1/_2$ bis $1^1/_2$ Theelöffel auf 1 Glas Wasser, wodurch eine milchig getrübte Flüssigkeit entsteht.

Vortreffliches Mittel zu Umschlägen aller Art: bei Augenentzündungen, Hautentzündungen, Rose, Quetschungen. Als Verbandwasser für entzündete oder schmerzhafte Geschwüre.

Gurgelwasser.

Salbeithee. Das einfachste reizmildernde Gurgelwasser bei Entzündungen des Halses und Rachens. Stärker wirkend wenn man auf 1 Alaunlösung. Tasse voll $^1/_2$ Theelöffel Alaun zusetzt. Doch thut es auch eine gleiche Lösung von Alaun in Wasser.

Bei Scorbut und Mundgeschwüren sind zweckmässig: Chinarindenabkochung (1 Theelöffel auf 1 Glas Wasser). Wasser dem etwas Essig oder Branntewein zugefügt ist.

Einreibungen.

Seifenspiritus. Flüchtige Salbe. Campherspiritus. Diese drei sind die milderen Einreibungen, welche die Haut nur vorübergehend erwärmen und roth machen. Man wird sie also besonders bei zarter Haut (bei Frauen und Kindern oder im Gesichte) anwenden.

Wirken stärker und kann man durch längere Anwendung die Salmiakgeist.
Wirkung bis zu leichter Hautentzündung steigern. Man reibt Terpenthin.
mit einem Flanelllappen, der damit benetzt ist. Oder man tränkt Flanell oder Wollenzeug damit und legt es auf wie einen Senfteig.

Bei rheumatischen Schmerzen, Erkältungen, Kolik etc. Gegen Steifigkeiten, nach Quetschungen etc.

Zum Betupfen von Geschwüren. Siehe im Text. Höllenstein.

Eine Wattekugel, so gross, dass sie die Höhlung des kranken Zahntinctur.
Zahnes gerade ausfüllt, wird mit der Tinctur getränkt und hineingedrückt.

Reinigungsmittel.

Besteht aus gleichen Theilen Kochsalz und Braunstein. Chlormischung.
1 Esslöffel davon mit der gleichen Menge Schwefelsäure über- Schwefelsäure.
gossen liefert das Chlorgas, dessen Dämpfe man in die zu reinigenden Geräthe und Kleidungsstücke einziehen lässt. Da die Einathmung desselben giftig wirkt, so ist beim Ausräuchern grösserer Räume einige Vorsicht nothwendig.

Mittel für den inneren Gebrauch.

Abführmittel.

Das mildeste aller derartigen Mittel und in allen Fällen, Ricinusöl. (Castoröl.)
wo solche überhaupt nöthig sind, anwendbar. Kindern 1 Theelöffel, Erwachsenen 1 bis $1^1/_2$ Esslöffel, bei Frauen reicht meist $^1/_2$ Esslöffel aus. Die Wirkung erfolgt nach 3 bis 5 Stunden. Bei Unterleibskrankheiten, besonders bei Magenleiden wende man immer dieses Mittel an.

Nur in grösserer Menge genommen (zu 1 Theelöffel voll) Rhabarberpulver.

mild abführend. Wirkung nach 7 bis 10 Stunden. In kleinen Mengen (Messerspitze voll) wirkt es sogar stopfend und ist bei mässiger Diarrhoe besonders der Kinder angezeigt. Mit Magnesia oder kohlensaurem Natron zur Hälfte gemischt das beste Mittel bei Magenkrankheiten und Gelbsucht.

Bittersalz. (Magnesia sulphurica). Ein Mittel, welches stark wässrigen Stuhlgang erzeugt. 2 bis 4 gestrichene Theelöffel voll in Wasser gelöst und in 2 Portionen innerhalb 1 Stunde zu trinken. Wirkung nach 4 bis 5 Stunden. Oft in Verbindung mit Sennathee. Gegen hartnäckige Verstopfung sonst gesunder Leute. Bei Blutandrang nach Kopf oder Brust, um abzuleiten.

Glaubersalz Natron sulphuricum. In gleicher Dosis und von derselben Wirkung wie Bittersalz.

Weinstein. Cremor tartari. Wie die vorigen beiden, nur schwächer wirkend, 1 Theelöffel voll in Wasser gelöst. Beruhigend und kühlend. Als Getränk bei fieberhaften Krankheiten 1 Theelöffel in 1 Schoppen Wasser gelöst und mit Zucker und Citronensaft versetzt.

Sennablätter. Ein Esslöffel voll mit $1^1/_2$ Tassen kochenden Wassers aufgegossen und nachdem es bis zum Erkalten gezogen hat durch ein Tuch geseiht. Stündlich den 3. oder 4. Theil zu nehmen bis Oeffnung erfolgt. Mit Zusatz von einigen Theelöffeln Bitter- oder Glaubersalz wenn es nöthig. Ein starkes Abführmittel für sonst gesunde Leute, welche stark verstopft sind. Nicht bei entzündlichen Krankheiten, nicht für Frauen oder Kinder.

Laxirpulver (Rad. Jalapp. 2,5 Calomel 0,1 M. f. p.) Ein kräftiges rasch wirkendes Abführmittel, welches sich nur für den 1 bis 2maligen Gebrauch bei gewissen Krankheiten (z. B. des Gehirnes) eignet. Es darf nie längere Zeit gebraucht werden. Nie bei Leiden der Unterleibsorgane. Man gebe ein Pulver und wiederhole die Dosis nur, wenn Patient nach 4 Stunden noch gar keine Einwirkung verspürt.

Brechmittel.

Tart. emet. 0,1 Rad. Ipecach. 1,0 M. f. p. 1) Für Erwachsene. Besteht aus Brechweinstein und Brechwurzel. Man gebe ein Pulver und wenn nach $^1/_4$ Stunde kein Brechen erfolgt ein zweites. Meist tritt später auch starke Diarrhoe ein. Nie bei Bruchkranken oder wenn Schmerzen im Leibe oder der Magengegend vorhanden sind.

Bei Vergiftungen, bei der Bräune, bei Lungenkrankheiten, wo Erstickung durch viel Schleim droht, den man kochen und rasseln hört.

2) Für Kinder. Rad. Ipecach. 0,4 Sacch. alb. 0,8 besteht aus Brechwurzel und Zucker. Alle viertel Stunde ein Pulver bis Erbrechen folgt. Bei der Bräune, bei Lungenentzündungen.

Kindern über 5 Jahren kann man von dem Pulver Nr. 1 die Hälfte geben.

Mittel, welche Opium oder Morphium enthalten. Gegen Diarrhoe, Schmerzen und Schlaflosigkeit.

Enthalten je $^1/_2$ Gran Opium. Man gebe 1 Pulver und warte die Wirkung ab; nöthigenfalls kann man nach 2 Stunden ein zweites reichen, bis zu 6 Pulvern in 24 Stunden. Bei grosser Unruhe und Schlaflosigkeit (z. B. Säuferwahnsinn, Gelenkrheumatismus) Abends 2 Pulver auf einmal. Bei starker Diarrhoe und Erbrechen 2stündlich ein Pulver bis die Erscheinungen sich mildern. Opiumpulver.

8 Tropfen entsprechen $^1/_2$ Gran Opium (also 1 Opiumpulver). Opiumtinctur.
Man gebe sie in etwas Wasser oder Thee. Höchstens 30 Tropfen in 24 Stunden.

Zu einem Klystier 10 bis 15 bis 20 Tropfen.

Für Kinder siehe unten.

Pulv. Doveri 0,6. Sacch. alb. 0,5. Enthält Opium, Brechwurzel und Kali. In 1 Pulver ist 1 Gran Opium enthalten. Doversches Pulver.
Man gebe also $^1/_2$ Pulver, 3 bis 4mal am Tage, oder Abends 1 ganzes. Bei Schlaflosigkeit, rheumatischen Schmerzen, Catarrhen mit trocknem, quälenden Husten. Es hat nicht solche stopfende Wirkung wie die Opiumpulver oder die Tinctur.

Alle Opiummittel haben eine gelind schweisstreibende Wirkung.

Beruhigende Pulver (Morphiumpulver). Morph. acet. 0,007 Sacch. lact. 0,5. Ein Pulver enthält $^1/_8$ Gran Morphium, welches in der betäubenden Wirkung $^1/_2$ Gran Opium gleich kommt.

Hat keine stopfende Wirkung, dagegen eine stark einschläfernde und schmerzstillende; daher besonders bei Nervenschmerzen, Gelenkrheumatismus. Man gebe Morgens und Abends 1 Pulver und höchstens bis zu 3 Pulvern in 24 Stunden.

Kindern gebe man keines dieser Mittel mit Ausnahme der Opiumtinctur. Letztere nur in einzelnen Fällen (Brechdurchfall) und zwar im ersten Lebensjahre 1 Tropfen (bis zu 3 Tropfen allerhöchstens). Aelteren Kindern kann man 2 Tropfen auf einmal reichen, doch wird dies äusserst selten nöthig sein.

Tritt nach Darreichung eines dieser Mittel zu tiefer Schlaf ein, aus dem die Kranken nicht zu erwecken sind, röchelnder Athem, schwindender Puls, so mache man kalte Uebergiessungen, wende reizende Klystiere und Hautreize (Senfteige) an und sobald Schlucken möglich ist, starken schwarzen Kaffee.

Fiebermittel.

Chininpulver (Chinini sulphur. 0,06 Sacch. lact. 1,0. M. f. p. Pulver, welche 1 Gran schwefelsauren Chinins enthalten. Beim Wechsel- oder Sumpffieber als kleinste Dosis 4 Pulver auf einmal, nöthigenfalls kann man auf 6—8—10 Pulver steigen. Will man grössere Mengen davon in Wasser lösen, so ist es gut auf je 2 Pulver 1 Tropfen Hallersches Sauer hinzuzufügen.

Man gebe das Chinin stets in der fieberfreien Zeit, womöglich spätestens 2 Stunden vor dem erwarteten Fieberanfalle.

Kindern: 2—6 Pulver in 24 Stunden.

Hallersches Sauer. Bei Fiebern verschiedenster Art ein die Hitze und den Durst milderndes Mittel. Doch lasse man es nicht länger als 4—6 Tage höchstens brauchen, da es sonst den Magen verdirbt. Dosis 5—8—10 Tropfen, je 3—4 mal am Tage. Es muss stets in Wasser (etwa 1 Weinglas voll) genommen werden.

Bei Blutungen aus den Lungen, den Geschlechtsorganen, in derselben Quantität.

Mittel bei Magenkrankheiten.

Man löse 1 Messerspitze kohsensauren Natrons in einem Glase Zuckerwasser, schütte dann 1 Messerspitze voll Weinsäure (acidum tartaricum) hinein und lasse während des Aufbrausens trinken. Brausepulver (Natron bicarbon Acid. tartaricum).

Gegen Erbrechen aller Art ein gutes Mittel.

Mehrere Male täglich $^1/_2$ bis 1 Theelöffel, bei Sodbrennen, Magensäure, Erbrechen, beim Magencatarrh. Auch mit Rhabarberpulver gemischt. Doppelkohlensaures Natron (Natron bicarbonicum).

In derselben Dosis und Anwendung wie das Natron. In grösserer Menge gelind abführend. Magnesia (Magnesia carbonica).

Bestehen aus Rhabarber, Weinsäure und Pomeranzen. Messerspitzenweise. Bei Magenbeschwerden, Appetitlosigkeit, unregelmässiger Leibesöffnung. Digestivpulver.

Bestehen aus Wismuth, Magnesia und Ipecacuanha, 3 bis 4 mal täglich 1 Pulver. Bei Magenkrampf und Kolik. Magenpulver.

Enthalten verschiedene Bitterstoffe. 3 bis 4 mal täglich $^1/_2$ bis 1 Theelöffel. Bei Appetitlosigkeit, unregelmässiger Verdauung. Magentropfen (Tinct. stomachica).

Mittel bei Diarrhoe.

Enthalten Rhabarber, Ipecacuanha und präparirte Austerschaalen. 4 bis 6 mal täglich ein Pulver. Kindern 2 bis 4 mal täglich $^1/_2$ Pulver. Bei mässiger Diarrhoe, besonders, wenn sich dieselbe in die Länge zieht. Durchfallpulver.

Eins der besten Mittel bei chronischer Diarrhoe, nachdem die Kolikschmerzen verschwunden sind. 3 bis 4 mal täglich 1 Theelöffel voll. Colomboextract.

Nur gegen langwierige erschöpfende Durchfälle, 1 Thee- Alaunlösung.

Salpeter. Ein Theelöffel Salpeter und Salmiak in Wasser gelöst, kühlen dasselbe so stark ab, dass es zu kalten Umschlägen sehr ndielich ist.

Schwefelsäure. Siehe Chlormischung.

Wachholderbeeren. Ein Esslöffel voll mit $1/_2$ Schoppen kochenden Wassers übergossen und nach dem Erkalten durchgeseicht. Als Thee bei Wassersucht um die Urinausscheidung zu vermehren.

Wurmpulver. Enthalten Santonin und Calomel. Gegen die Rundwürmer bei Kindern. 3 mal täglich 1 Pulver.

Zimmttinctur mit Opium. 4 mal täglich 15 Tropfen, wenn nach der Geburt eine Gebärmutterblutung eingetreten war.

Holzthee. Zwei Esslöffel mit 1 Quart Wassers stark gekocht. Als Schweiss erregender Thee.

Mittel, welche in manchen Medicinkisten enthalten sind, sich aber für den Gebrauch von Laien durchaus nicht eignen.

Sublimatpillen. Jodkalium. Plummersche Pulver. Bleizuckerpulver. Harntreibende Pillen.

Register.

I. Anatomische und physiologische Vorbemerkungen.

II. Die Lehre von den Krankheiten.

III. Arzneien und Heilmittel.

Druck von Metzger & Wittig in Leipzig

LEIPZIG,
DRUCK VON METZGER & WITTIG.

MIX
Papier | Fördert
gute Waldnutzung
FSC® C083411

Zeitfracht Medien GmbH
Ferdinand-Jühlke-Straße 7
99095 Erfurt, Deutschland
produktsicherheit@kolibri360.de